DEUTSCHE LEBERSTIFTUNG (HRSG.)

Das Leber-Buch

Wie halte ich meine Leber gesund? Neue Therapien und Stand der Forschung

5., aktualisierte und erweiterte Auflage

Die Leber von A bis Z

Prof. Dr. med. Heiner Wedemeyer, Prof. Dr. med. Markus Cornberg, Prof. Dr. med. Elke Roeb, Prof. Dr. med. Claus Niederau, Prof. Dr. med. Stefan Zeuzem, Prof. Dr. med. Michael P. Manns, Alexander Hoffmann, Bianka Wiebner

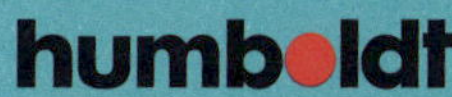

»Mit diesem Buch gehen wir einen neuen Weg, um Menschen für die Themen Leber und Lebererkrankungen zu interessieren. Dieses Buch sollte eine Pflichtlektüre für alle mit erhöhten Leberwerten sein.«

Prof. Dr. Michael P. Manns,
Vorstandsvorsitzender der Deutschen Leberstiftung

VORWORT

Liebe Leserinnen, liebe Leser,

die Leber ist unser größtes inneres Organ und erfüllt eine Vielzahl von lebenswichtigen Aufgaben. Mit diesem Buch möchten wir Ihnen die Leber näherbringen, Ihnen ihre Aufgaben vorstellen und zeigen, wodurch die Gesundheit der Leber gefährdet wird.

Lebererkrankungen sind wenig bekannt, aber weitverbreitet – wir schätzen, dass mindestens fünf Millionen Menschen in Deutschland an einer Lebererkrankung leiden. Viele sind betroffen, ohne es zu merken. Lebererkrankungen verursachen kaum Schmerzen und weisen uneindeutige Symptome auf. Daher werden Lebererkrankungen oft erst spät erkannt, manchmal zu spät, um schwerwiegende Folgen wie Leberzirrhose und Leberzellkrebs zu vermeiden.

Das Leber-Buch zeigt Ihnen, wie man eine Lebererkrankung rechtzeitig erkennen und behandeln kann. Viele Betroffene stellen die Frage, was sie selbst ihrer Leber Gutes tun können. Dafür soll das Leber-Buch Ihr Ratgeber sein. Gesunde Ernährung ist auch bei Lebererkrankungen wichtig. In diesem Buch finden Sie viele Tipps dazu. Das Glossar bietet Ihnen Informationen zur Leber von A (wie Adenom) bis Z (wie Zyste).

Über die Leber gibt es weit mehr Interessantes zu berichten als die biologischen und medizinischen Fakten. Aufgrund ihrer großen Bedeutung im Körper hat die Leber auch immer im Leben und der Sprache der Menschen eine wichtige Rolle gespielt. Wer kennt nicht die Sage von Prometheus oder „spricht nicht auch mal frei von der Leber weg“? Im Altertum wurde aus der Leber die Zukunft vorhergesagt, sie galt auch als Sitz der Temperamente. In die Literatur hat das Thema beispielsweise durch Isabel Allende

(„Paula“) Einzug gehalten. Bekannte Musiker wie Beethoven litten an Lebererkrankungen. Diese und viele weitere Geschichten finden Sie im Leber-Buch.

Die Deutsche Leberstiftung setzt sich dafür ein, die Früherkennung von Lebererkrankungen und die Patientenversorgung zu verbessern. Über unsere Arbeit informieren wir Sie ebenfalls in diesem Buch.

Wir wünschen Ihnen eine interessante und anregende Lektüre.

Die Autoren

Diese vier Organe geben Ihnen im Verlauf des Buches einige Einblicke in unseren Körper.

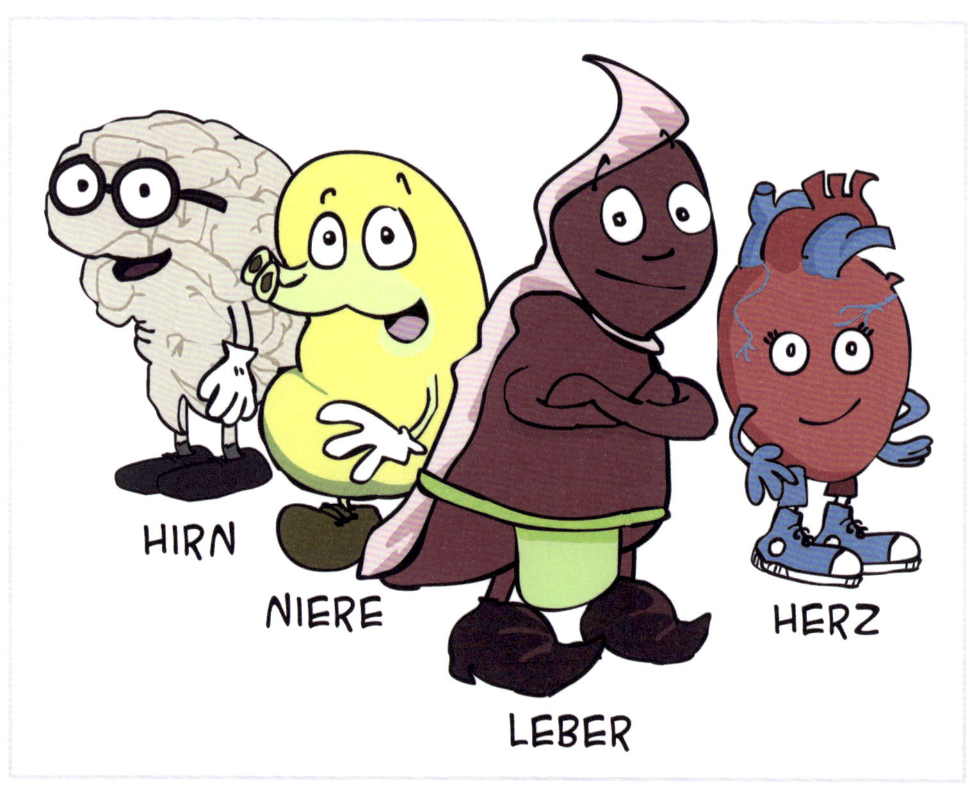

DIE LEBER – DAS KRAFTWERK DES KÖRPERS

Die Leber ist das zentrale Stoffwechselorgan unseres Körpers und hat eine charakteristische dunkel-rotbraune Farbe. Sie findet sich von den Rippen geschützt, direkt unter dem Zwerchfell im rechten Oberbauch. Mehr als ein Viertel des Blutes, das vom Herzen in den Kreislauf gepumpt wird, fließt jede Minute durch sie hindurch (beim Gehirn ist es nur ein Sechstel).

!

Mit ihrem Gewicht von etwa 1,5 Kilogramm ist die Leber das schwerste Organ und die größte Drüse des Körpers.

Ohne Leber kein Leben!

Die Leber besteht aus einem größeren rechten und einem kleineren linken Lappen. Als Funktionseinheit der Leber dienen die Leberläppchen. Diese werden aus einer Vielzahl von Zellen gebildet, in denen sich hochkomplexe Stoffwechselvorgänge abspielen. Hier finden rund um die Uhr Billiarden biochemischer Reaktionen statt. Die Leber weist eine Besonderheit auf: Sie wird (als einziges Organ) von zwei Blutgefäßen versorgt. Die Pfortader und die Leberarterie treten an der Unterseite in die Leber ein und

Die Leber produziert nicht nur Galle, sondern nimmt auch das Blut aus dem Dünndarm über die Pfortader auf.

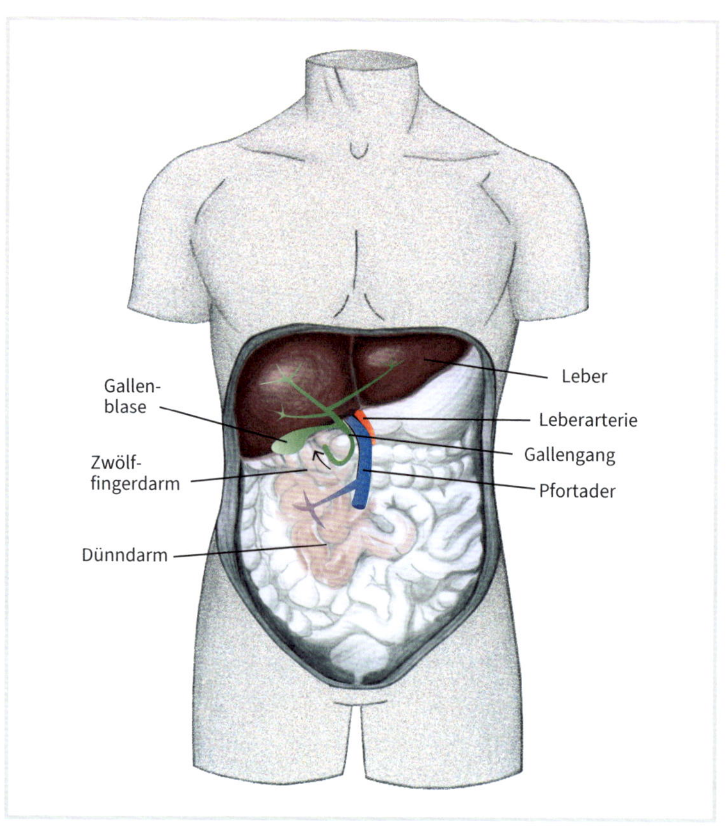

versorgen das Organ mit Sauerstoff für zahlreiche Stoffwechselvorgänge.

Über die Pfortader erreichen Schadstoffe zur Entgiftung sowie Nährstoffe aus dem Magen-Darm-Trakt die Leber. Die im Blut enthaltenen Zucker, Fette, Vitamine, Mineralien und Spurenelemente werden von den Leberzellen verarbeitet, gespeichert und je nach Bedarf wieder an den Organismus abgegeben. Die Leber spielt somit eine entscheidende Rolle für unser inneres Gleichgewicht; sie ist das Kraftwerk des Körpers.

!

Die Leber fungiert als eine Art Fabrik, in der verschiedene Nährstoffe weiter verarbeitet werden.

Die Leber erfüllt gleich eine ganze Reihe von essenziellen Aufgaben für den Körper. Die Leber steuert den Stoffwechsel. Ohne die Leber würde der Körper keine Energie erhalten, und wichtige Funktionen wie die Blutgerinnung würden ausfallen. Daher ist ein Leben ohne funktionierende Leber nicht möglich.

Das Organ reguliert den Fett- und Zuckerstoffwechsel sowie den Mineral- und Vitaminhaushalt. Dabei fungiert die Leber als eine Art chemische Fabrik, in der zunächst Eiweiße aus der Nahrung in ihre Bausteine, die Aminosäuren, zerlegt und dann zu

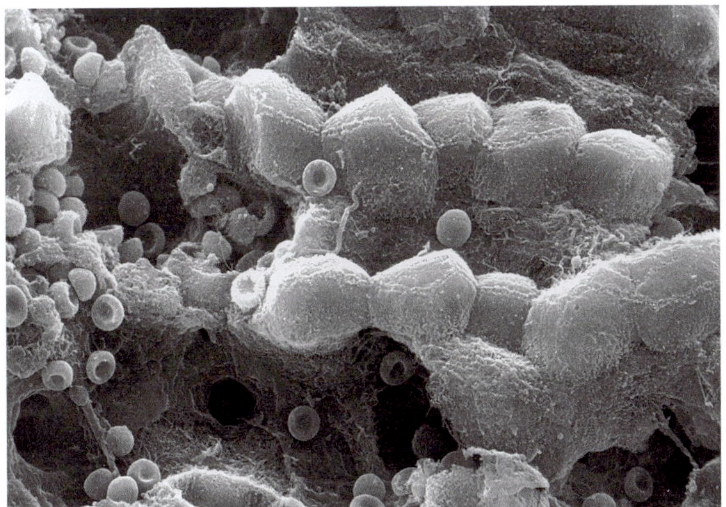

Leberzellbälkchen: Mehrere Leberzellen liegen hier würfelartig hintereinander und bilden zwei parallele Zellbälkchen. Bei den zahlreichen kugelförmigen Strukturen in den Gefäßen handelt es sich um rote Blutkörperchen. (Rasterelektronenmikroskopaufnahme: Franz-Josef Vonnahme, Hameln)

körpereigenen Proteinen (Eiweiße) umgebaut werden. Die Leberzellen nehmen auch Kohlenhydrate, Vitamine, Mineralstoffe und Fettsäuren auf und verarbeiten sie. Eiweiße sind beispielsweise wichtig für die Abwehrmechanismen des Körpers. Wird zu wenig Eiweiß für das Immunsystem produziert, leidet der Mensch unter einer Abwehrschwäche und einer Neigung zu Infekten. Ein wichtiges Protein der Leber ist Albumin – es hält das „Körperwasser" in den Gefäßen. Auch bei Enzymen, Gerinnungsfaktoren und Hormonen handelt es sich vorwiegend um Eiweiße, die in der Leber gebildet werden.

Aus diesen Gründen ist ein Leben ohne funktionierende Leber nicht möglich. Fällt sie aus, droht innerhalb von Stunden bis wenigen Tagen der Tod.

Die Leber – Kraftwerk des Körpers.

Die gesunde Leber – Kraftwerk des Körpers

Stoffwechselorgan:
Sie reguliert den Fett- und Zuckerstoffwechsel sowie den Mineral- und Vitaminhaushalt

Eiweißfabrik:
Sie bildet lebensnotwendige Stoffe, zum Beispiel für die Blutgerinnung

Speicherorgan:
Sie lagert wichtige Nährstoffe wie Zucker, Fette und Vitamine ein

Ausscheidungsorgan:
Sie sondert mit der Galle Stoffwechselprodukte über den Darm ab

Filterorgan:
Sie filtert Schadstoffe und Gifte aus dem Blut

Regenerationskünstlerin:
Sie kann außerordentlich gut und schnell nachwachsen

Drüse:
Sie bildet fast einen Liter Gallensaft pro Tag

Ein Depot für alle Fälle

!

Die Leber speichert viele lebenswichtige Substanzen.

Weiterhin wandelt die Leber überschüssigen Blutzucker zu Glykogen, der Speicherform des Zuckers, um. Der Weg der Nährstoffe in das Kraftwerk ist aber keine Einbahnstraße, die Leber fungiert auch als Depot für Notzeiten und Spitzenbelastungen. Bei Bedarf stellt sie Energie aus ihren Fett- und Stärkedepots wieder bereit. So kann der Körper selbst längere Hungerzeiten überstehen, ohne dass seinen Zellen die lebenswichtige Energie ausgeht. Dies gilt auch für den akuten Bedarf, etwa bei sportlicher Anstrengung. Rasch wird Glykogen in Traubenzucker umgewandelt und den Muskeln zur Verfügung gestellt.

Die Leber speichert noch andere Substanzen, ohne die wir nicht leben könnten. So wird Eisen, das aus den roten Blutkörperchen frei wird, teilweise deponiert – ohne Eisen ist kein Sauerstofftransport möglich. Ein wichtiges Speicherorgan ist die Leber zudem für die fettlöslichen Vitamine A (für das Augenlicht), D (für

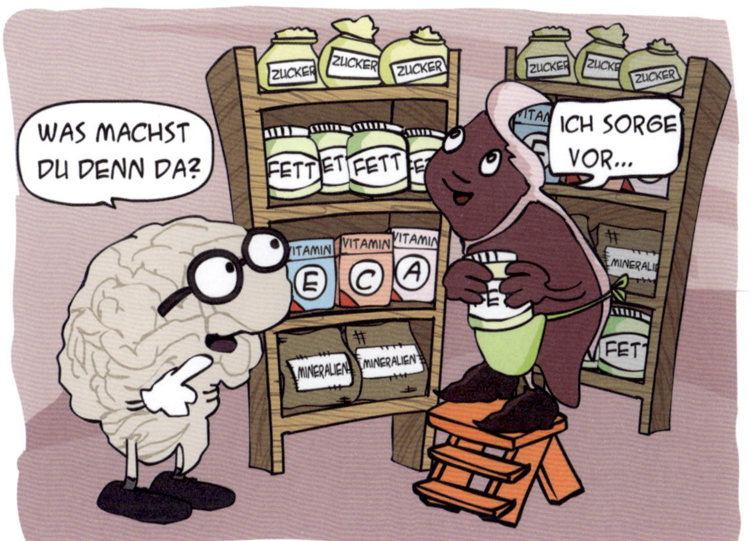

Die Leber wirkt als Depot für lebenswichtige Stoffe.

die Knochenstabilität), E (für die Haut und geistige Leistungsfähigkeit) und K (für die Blutgerinnung) sowie für Folsäure und Vitamin B12.

Wie eine Kläranlage

!

Die Leber hat eine zentrale Funktion bei der Entgiftung des Körpers.

Eine zentrale Funktion hat die Leber bei der Entgiftung schädlicher Stoffe – die sowohl von außen aufgenommen werden als auch im Körper während der Stoffwechselprozesse entstehen können. Sie arbeitet wie eine Kläranlage, filtert Schlackenstoffe und Gifte aus dem Blut. Die schädlichen Stoffe werden im Zuge von Umwandlungsreaktionen inaktiviert oder in Substanzen umgewandelt, die mit der Galle oder dem Urin ausgeschieden werden können. Inaktiviert werden auch Steroidhormone, Bakterien, defekte Körperzellen und Arzneimittel. Von großer Bedeutung ist die Ammoniakentgiftung. Ammoniak fällt beim Abbau von Eiweißbausteinen an und ist stark

KÖNNEN WIR LOS?
ACH, WIR KÖNNEN LEIDER ERST GEHEN, WENN ICH DAS BLUT GEREINIGT HABE...
SCHADE...

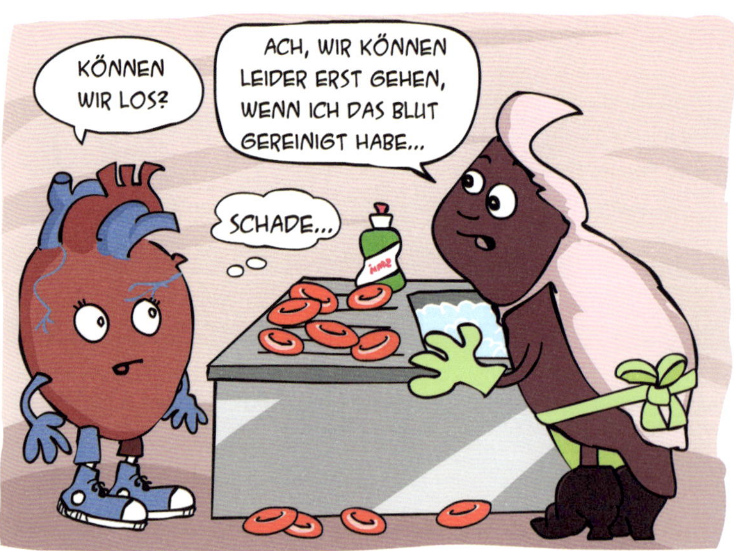

Die Leber filtert Schlackenstoffe und Gifte aus dem Blut.

giftig. Es ist verantwortlich für Müdigkeit und das sogenannte Leberkoma. Die Leber wandelt ihn in ungiftigen Harnstoff um. Schon Paracelsus wusste um das Kunstwerk Leber und meinte: „Die Leber ist der Alchimist im Bauche."

Ein wichtiges Anhängsel

Die Gallenblase, ein birnenförmiges Säckchen, liegt direkt unter der Leber und bildet mit ihr ein Organsystem. Die Leber produziert unablässig Galle (bis zu einem Liter pro Tag), die in der Gallenblase gespeichert und zu den Mahlzeiten in den Zwölffingerdarm ausgeschüttet wird. Eine zentrale Rolle nehmen hier die Gallensäuren ein. Unter Mitwirkung der Bauchspeicheldrüse spalten sie, ähnlich wie ein Spülmittel, die Fette der Nahrung in immer kleinere Bestandteile auf, bis diese so winzig sind, dass sie die Darmwand passieren und in den Blutkreislauf übergehen

!

Die Leber produziert pro Tag bis zu einem Liter Gallensaft für die Fettverdauung.

KOMMST DU....?
KEINE ZEIT, KEINE ZEIT... MUSS DAS HIER ERST MAL ALLES WEG SCHAFFEN, WAR WIEDER SO VIEL FETT IM ESSEN...

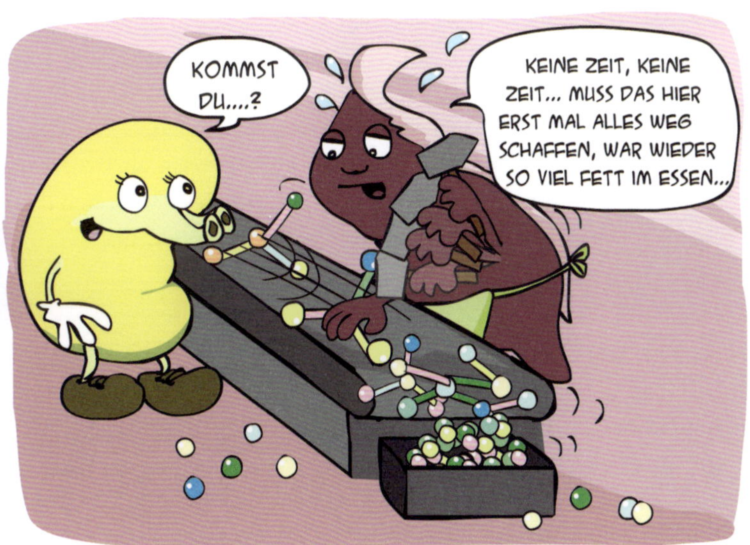

Die Leber spaltet mithilfe der Galle die Fette in der Nahrung auf.

können. Die Galle hilft damit dem Organismus bei der Fettverdauung. Die Gallensäuren zirkulieren über das Blut mehrfach zwischen Darm, Leber und Gallenblase und unterliegen dabei einer Art Recycling. Die Medizin nennt das den enterohepatischen Kreislauf.

Über die Galle werden auch Substanzen wie Bilirubin, Cholesterin sowie Medikamente und ihre Stoffwechselprodukte aus dem Körper ausgeschieden. Die Gallenflüssigkeit hält das Cholesterin in Lösung (bei einer Änderung der Zusammensetzung kristallisiert Cholesterin und es bilden sich Gallensteine). Die Gallebildung ist wesentlich für das Gleichgewicht des Cholesterins im Körper.

Leber und Hormone

!

Das seelische Befinden und die Leber stehen tatsächlich in einem Zusammenhang.

Die Leber hat durch Produktion und Abbau von Hormonen eine wichtige Funktion für die Aufrechterhaltung des Gleichgewichts unseres Hormonhaushalts. Baut beispielsweise eine überstrapazierte Leber das Östrogen schlecht ab, klagen Männer über Potenzprobleme, die Hoden verkleinern sich, die Bauchbehaarung geht verloren, es bilden sich kleine Brüste. Frauen müssen mit Menstruationsstörungen und sogar dem Ausbleiben der Periode rechnen.

Wenn die Leber zu erschöpft ist, um Cholesterin als Baustein der Sexualhormone herzustellen oder zu verarbeiten, wirkt sich das negativ auf die Produktion von Geschlechtshormonen aus.

Leber und Immunsystem

Eine bedeutende Rolle spielt die Leber bei der Regulation von Immunantworten. Sie ist insbesondere wichtig bei der sogenannten Toleranzbildung. Dabei werden Eiweißbestandteile der Nahrung, die dem Organismus zunächst fremd vorkommen, dem Körper „bekannt gemacht“. Danach werden sie vom Körper und seinem Abwehrsystem toleriert. Funktionieren diese speziellen Mechanismen in der Leber nicht optimal, können zum Beispiel Allergien gegen Nahrungsmittel entstehen. Die Leber spielt auch eine wichtige Rolle bei der Bekämpfung von Infektionskrankheiten. Patienten mit einer fortgeschrittenen Lebererkrankung haben ein hohes Risiko für schwere Verläufe von Infektionen mit Bakterien und Viren. Daher sind insbesondere für Menschen mit chronischen Lebererkrankungen Impfungen zu empfehlen. Man kann die Leber auch als „Immunorgan“ bezeichnen.

Funktionen der Leber

DIE LEBER FUNKTIONIERT ALS ...	... FÜR DEN KÖRPER
Energiespeicher	Glykogen wird bei akutem Energiebedarf schnell in Traubenzucker aufgelöst.
Speicher anderer wichtiger Substanzen	Eisen, Vitamine A, D, E, K, Vitamin B12.
Eiweißproduzent	Eiweiße sind wichtige Bausteine von Hormonen, Antikörpern, Blutgerinnungsfaktoren oder Albumin.
Produzent von Gallensäuren	Gallensäuren spalten die Fette der Nahrung auf, um sie verwertbar zu machen. Sie halten Cholesterin in Lösung.
Entgiftungsstation	Schadstoffe von außen wie von innen werden wie in einer Kläranlage gereinigt. Die Stoffe werden inaktiviert oder in Substanzen umgewandelt, die mit der Galle oder dem Urin ausgeschieden werden.
Nährstoffdepot	Fette, Zucker und Eiweiße werden verarbeitet und bei Bedarf wieder freigesetzt.
Toleranzbildner	Die Leber stellt dem Körper fremde Eiweiße vor. So toleriert sie der Körper und aktiviert keine Immunabwehr.
Hormonhaushälter	Die gesunde Leber hält den Hormonhaushalt in Balance, etwa durch den Abbau von Östrogen und die Produktion von Cholesterin als Baustein wichtiger Geschlechtshormone.

Die Regenerationskünstlerin

!

Auch wenn Teile des Gewebes absterben oder verletzt werden, bildet die Leber die Zellen wieder neu.

Im Vergleich zu anderen Organen verfügt die Leber über eine erstaunliche Fähigkeit, sich zu regenerieren. Sie kann außergewöhnlich gut und schnell nachwachsen. Das erklärt, warum sich die Leber bei Änderungen der Ernährung oder Verzicht auf Alkohol oft schnell erholt. Muss eine Hälfte der Leber, zum Beispiel aufgrund einer Krebsmetastase, entfernt werden, so erreicht das Organ innerhalb weniger Monate nach dem Eingriff wieder das normale Volumen. Die Regenerationsfähigkeit ist allerdings abhängig von der Schwere der vorbestehenden Leberschädigung. Bei Lebertransplantationen kann man sich die Regenerationsfähigkeit zunutze machen. So können der rechte und der linke Leberlappen bei zwei verschiedenen Patienten transplantiert werden. Innerhalb kurzer Zeit erreicht die Leber ihre ursprüngliche Größe.

Schon in der Prometheus-Sage spielt die Regenerationsfähigkeit der Leber eine wichtige Rolle.

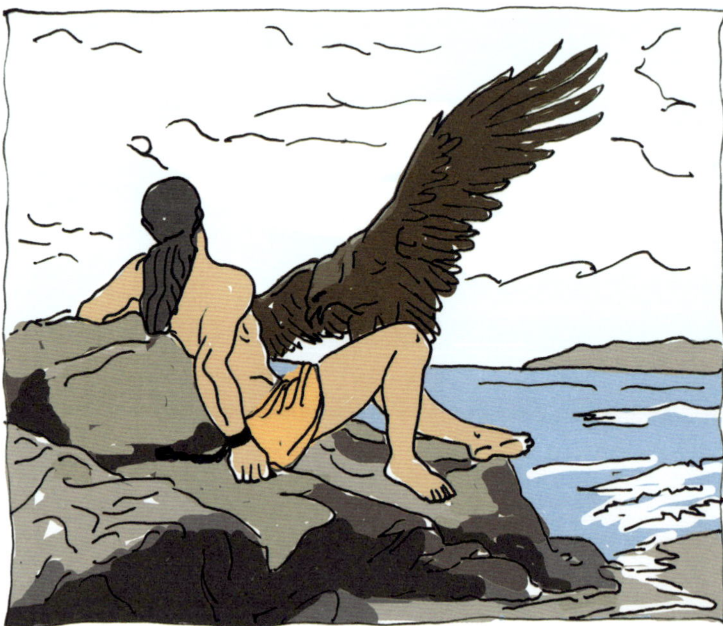

LEBERERKRANKUNG – DIE UNTERSCHÄTZTE VOLKSKRANKHEIT

Klaglos und geduldig verrichtet die Leber in unserem Körper ihre lebenswichtigen Dienste. Das zentrale Organ für Stoffwechsel und Entgiftung ist unerhört leistungsfähig und verzeiht vieles. Wenn die Leber erkrankt, leidet sie meist stumm, viele Erkrankungen bleiben lange Zeit unbemerkt. Das kann fatale Folgen haben, bis hin zum tödlichen Leberversagen.

Der Feind Nummer eins

Leberleiden sind eine unterschätzte Volkskrankheit. Mindestens fünf Millionen Deutsche tragen eine mehr oder minder kranke Leber mit sich herum. Was macht nun die Leber krank? Es gibt eine Reihe von Ursachen, wobei sich das Krankheitspanorama in den letzten 15 Jahren beträchtlich gewandelt hat.

Feind Nummer eins der Leber ist das „Metabolische Syndrom“, zu dem unter anderem Stoffwechsel-Störungen im Rahmen der Zuckerkrankheit (Typ-2-Diabetes) und Übergewicht gehören. Dies kann zu einer Fettlebererkrankung, eine der typischen „Wohlstandskrankheiten“, führen. Seit Sommer 2023 wird diese Erkrankung als MASLD (Metabolic Dysfunction-associated Steatotic Liver Disease) – metabolische dysfunktions-assoziierte steatotische Lebererkrankung – bezeichnet. Etwa ein Drittel der erwachsenen Bevölkerung soll an einer Fettleber – also Lebersteatose – leiden. Überdurchschnittlich häufig betroffen sind die 55- bis 75-Jähri-

!

Falsche, zu fettreiche Ernährung, Stoffwechselstörungen und Übergewicht führen langfristig zu einer Fettleber.

ICH HABE GAR NICHT GEMERKT, DASS ES DIR SO SCHLECHT GEHT. DU SAGST JA NIE WAS...

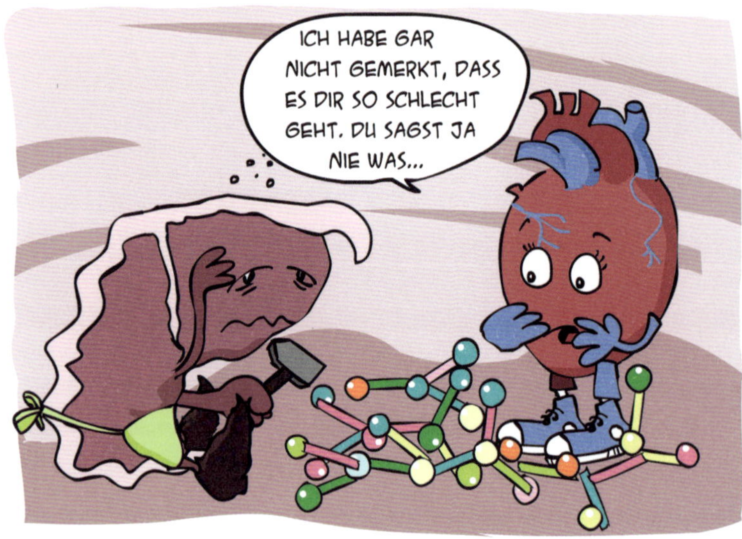

Erkrankungen der Leber bleiben oft sehr lange unbemerkt.

gen, aber auch bei Kindern stoßen die Ärzte neuerdings immer häufiger auf eine Fettleber. MASLD ist mittlerweile die häufigste Lebererkrankung in Deutschland und wird bis 2030 einen großen Teil der Leberzirrhosen bedingen.

Innerhalb gewisser Grenzen kann es toleriert werden, dass die Leber geringe Fettmengen speichert. Doch bei einer übermäßigen Fetteinlagerung beginnt das Organ zu leiden. Viele der vom Fett belasteten Leberzellen können nicht mehr richtig arbeiten und sterben ab. Frei gewordene Fettsäuren können dann eine Entzündungsreaktion verursachen, die das Organ weiter schädigt. Das Organ bläht sich ungesund auf, ausgeprägte Fettlebern werden oft doppelt so schwer. Zudem verändert sich auch das Erscheinungsbild, Ärzte finden bei Operationen oder Bauchspiegelungen ein fettig-gelb glänzendes Organ unter den Rippen.

Nach wie vor ein gravierendes Problem ist die alkoholische Fettleber, die durch übermäßigen Genuss und Missbrauch alkoholischer Getränke entsteht. Wenn Menschen mit MASLD zusätzlich

!

Vor allem Alkohol, aber auch Virusinfektionen, Medikamente oder Gifte können der Leber schaden.

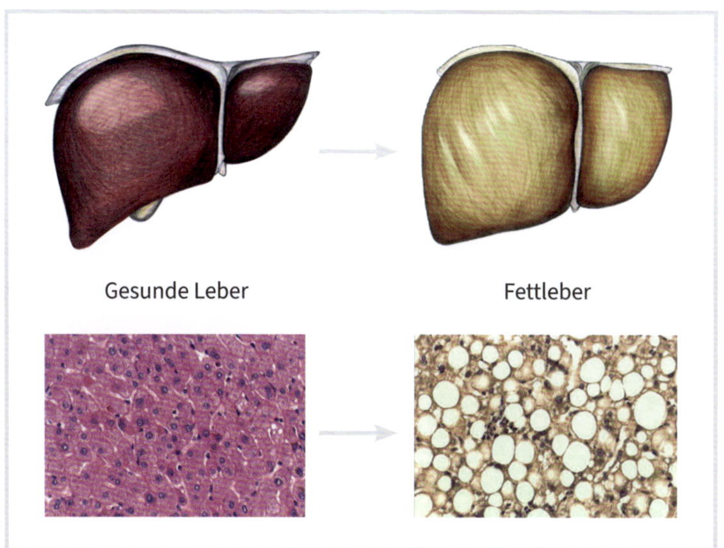

Vergleich zwischen einer gesunden Leber und einer Fettleber mit entsprechenden Gewebeschnitten.

einen erhöhten Alkoholkonsum haben, sprechen wir von einer MetALD, also einer eher metabolisch bedingten Fettleber mit alkoholischer Komponente. In den deutschen Leitlinien ist erhöhter Alkoholkonsum mit mehr als durchschnittlich 10 Gramm (bei Frauen) bzw. 20 Gramm Alkohol pro Tag (bei Männern) definiert. In anderen europäischen Ländern gelten durchschnittlich 20 bzw. 30 Gramm Alkohol pro Tag als Grenzwert. Liegt der Alkoholkonsum pro Tag über 50 bzw. 60 Gramm, liegt eine alkoholische Fettleber vor. Alkohol kann die Leberzellen direkt schädigen und zu Fetteinlagerungen führen. Auch indirekt wirkt der Alkohol auf die Leber – er beeinflusst Stoffwechselvorgänge und Immunantworten, die eine Leberentzündung und -vernarbung fördern.

Ebenfalls weit verbreitet sind Lebererkrankungen infolge einer Virusinfektion. Davon sind in Deutschland rund eine Million Menschen betroffen. Experten gehen davon aus, dass viele Menschen gar nichts von ihrer Erkrankung wissen und somit nicht adäquat behandelt werden. Erkranken kann die Leber auch durch Medikamente oder Gifte. Weniger häufig sind Fälle, in denen die Leber aus genetischen Gründen erkrankt oder aufgrund eines überaktiven Immunsystems. In letzterem Fall ist das Abwehrsystem fehlgeleitet und greift die eigene Leber an.

Die Hepatitis

!

Eine Leberentzündung tritt auf, wenn eine kranke Leber nicht behandelt oder der Lebensstil nicht geändert wird.

Ohne Therapie und gegebenenfalls eine Änderung des Lebensstils kann die Erkrankung fortschreiten und in eine Leberentzündung münden. Diese wird auch Hepatitis genannt (vom Griechischen „Hepar“ für Leber und „itis“ für Entzündung). Die Hepatitis kann akut mit schweren Symptomen auftreten oder als „stumme Entzündung“ über einen langen Zeitraum verlaufen. Nicht jeder Hepatitis geht eine Fettleber voraus. Bei viralen Infektionen etwa stellt die Leberentzündung das erste Stadium der Erkrankung dar.

Die Leberzirrhose

Heilt die Leberentzündung nicht ab, vernarbt das Organ zunehmend und die Leber verhärtet sich. Ihre Leistung lässt nach, was zu zusätzlichen Komplikationen führen kann. So kann die Leber beispielsweise Arzneimittel oder Giftstoffe nicht mehr gut abbauen. Im weiteren Verlauf kann sich eine Leberzirrhose entwickeln: Die gesunden Leberzellen sind verdrängt oder zerstört und werden durch immer dichteres Narbengewebe ersetzt. Die vormals aufgedunsene Leber schrumpft zusammen und kann ihrer Aufgabe als Stoffwechsel- und Entgiftungszentrale nicht mehr nachkommen. Dieser Umbau ist im Frühstadium (je nach Grunderkrankung) oft noch umkehrbar. Im späteren Stadium wird die Prognose für den Patienten düster, denn der Zustand der vernarbten „Schrumpfleber" ist unumkehrbar. Die Funktion der Leber ist so gestört, dass nicht nur sie, sondern auch andere Organe wie Nieren und Lungen total versagen können – der Patient kann in der Folge sterben. Leberzirrhose und chronische Hepatitis können auch zu Leberzellkrebs führen. Bei der fortgeschrittenen Zirrhose kann oft nur noch eine Transplantation das Leben des Patienten retten.

Die kranke Leber meldet sich kaum zu Wort. Allenfalls haben Leberkranke diffuse Beschwerden wie Müdigkeit, Völlegefühl oder ab und an Schmerzen im rechten Oberbauch. Ein zunächst leichter Leberschaden bleibt also meist unbemerkt, obwohl dies nicht im-

!

Die Funktion der Leber ist so gestört, dass aufgrund eines Nieren- und Lungenversagens der Tod eintritt.

!

Viele Lebererkrankungen verlaufen anfangs ganz ohne Symptome.

Stadien einer chronischen Lebererkrankung.

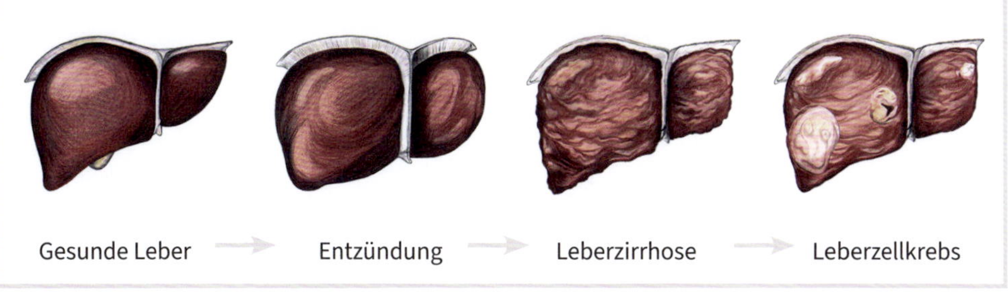

mer sein müsste – bisweilen weisen Gelenkschmerzen oder Hautveränderungen (siehe Kapitel „Ist meine Leber krank?“) darauf hin, dass mit der Leber etwas nicht stimmt. Wenn es dann zur Diagnose einer chronischen Lebererkrankung kommt, sind die Patienten oft völlig überrascht.

Wie schütze ich meine Leber?

!

Bewegung, eine gesunde Ernährung und ein vernünftiger Lebensstil schützen die Leber.

Sie können selbst vorbeugend viel dafür tun, dass Ihre Leber gesund bleibt. Eine gesunde Ernährung, Sport und Bewegung sind die Faktoren, die zählen. Das ist leichter gesagt als getan, aber viele Menschen schaffen es, nach und nach ihr Verhalten und ihren Lebensstil zum Positiven zu verändern.

Damit verringern Sie die Gefahr einer metabolisch bedingten Fettleber. Zur Vermeidung der alkoholisch bedingten Variante gibt es ebenfalls eine klare Strategie: weniger und seltener ist besser.

RESPEKT! DU HAST ABER GANZ SCHÖN ZUGELEGT...
ICH WACHSE EBEN MIT MEINEN AUFGABEN....
PENG!!!

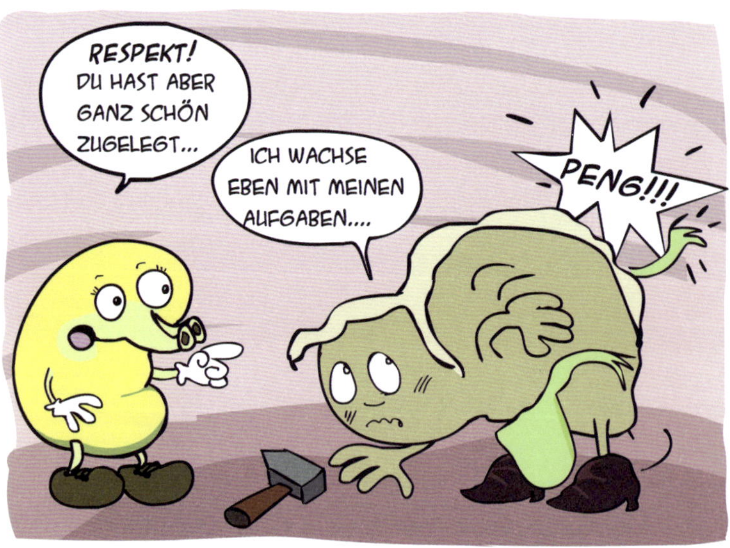

Die Vergrößerung der Leber geht mit einer Funktionseinschränkung einher.

Wein, Bier und andere alkoholische Getränke sind für den, der damit umgehen kann, ein Genussmittel. Aber man sollte nie vergessen, dass Alkohol ein starkes Zell- und Nervengift ist. Alkohol hat fast so viele Kalorien wie Fett (Bier wird ja gerne als „flüssiges Brot" bezeichnet). Er fördert die Entstehung von Übergewicht und einer Fettleber, da er selbst viel Energie liefert und gleichzeitig den Fettabbau im Stoffwechsel hemmt.

„Die Leber wächst mit ihren Aufgaben" – der Titel dieses Bestsellers von Eckart von Hirschhausen ist ein launiger Kneipenspruch. Aber wir erinnern uns an die Stadien einer Lebererkrankung: Erst bläht sie sich auf, dann aber schrumpft sie und es ist vorbei mit der Party.

!

Was den Schutz Ihrer Leber angeht, haben Sie vieles selbst in der Hand. Behandeln Sie Ihre Leber pfleglich. Sie haben nur eine.

Für gesunde Männer sind täglich maximal 20 Gramm reiner Alkohol erlaubt, was etwa einem großen Glas Bier entspricht. Für Frauen werden nur maximal 10 Gramm genannt. Bei einigen Menschen können bereits geringere Mengen schädlich sein, insbesondere bei Menschen mit anderen Erkrankungen. Andererseits ist ein wenig Alkohol bei sonst Gesunden nicht gefährlich.

!

Die Impfung gegen Hepatitis B war die erste Impfung gegen Krebs.

Zur Vorsorge gehört es auch, sich gegen Hepatitis A und B impfen zu lassen. Die Impfungen sind sehr wirkungsvoll und erzielen eine weitgehende Immunisierung. Nach der ersten Injektion des Impfstoffs gegen Hepatitis A ist man spätestens nach 14 Tagen geschützt. Dem Langzeitschutz dient die zweite Impfung, die nach sechs bis zwölf Monaten erfolgen sollte. Die Impfung gegen Hepatitis B wird dreimal durchgeführt. Die zweite Impfung erfolgt rund einen Monat nach der Erstimpfung, die dritte nach sechs bis zwölf Monaten. Diese Impfung schützt auch gleichzeitig gegen eine Infektion mit Hepatitis-D-Viren. Die Impfung gegen Hepatitis B schützt vor der akuten Infektion und möglichen Spätfolgen wie beispielsweise dem Leberzellkrebs, sodass man sie als die erste Impfung gegen Krebs bezeichnen kann. Es gibt bislang keine Impfung gegen Hepatitis C. In China wurde ein Impfstoff gegen Hepatitis E im Januar 2011 zugelassen, steht aber in Europa nicht zur Verfügung.

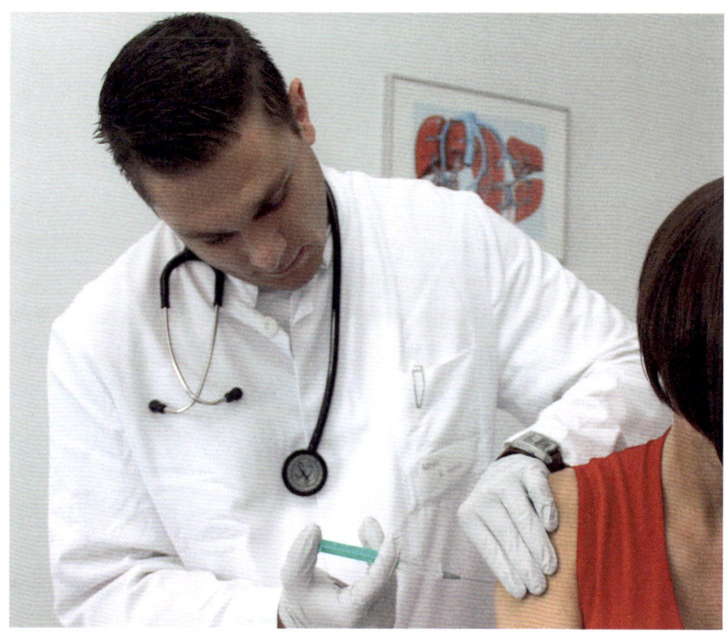

Eine Impfung gegen Hepatitis A und B ist der beste Schutz gegen diese Virusinfektionen.

Darüber hinaus sollten Patienten mit chronischen Lebererkrankungen gegen andere Viren und Bakterien wie zum Beispiel Influenza und Pneumokokken geimpft werden.

Denkmal für die Leber

Seit 1987 steht in der westspanischen Hafenstadt Ferrol ein Denkmal für die Leber. Die Granitskulptur geht auf den Arzt Jaime Quintanilla Ulla zurück, der zugleich Bürgermeister von Ferrol war.

Der Arzt wollte mit dem Denkmal „das stille und selbstlose Organ“ ehren. In den Jahren seiner Arbeit als Arzt und städtischer Leichenbeschauer habe er Hunderte von Lebern gesehen, „die von Cocktails, Beruhigungsmitteln und anderen Medikamenten gequält wurden“.

IST MEINE LEBER KRANK?

Wenn Sie das Gefühl haben, dass mit Ihrer Leber etwas nicht stimmt, wenn in der Familie schon Lebererkrankungen vorliegen oder wenn Sie ganz einfach nur auf Nummer sicher gehen wollen, dann empfiehlt sich eine entsprechende Blutuntersuchung.

Viele Leberleiden lassen sich im frühen Stadium hervorragend behandeln.

Erst bei einer deutlichen Vergrößerung der Leber treten unspezifische Symptome auf, die eine mögliche Erkrankung signalisieren. Je früher eine Lebererkrankung diagnostiziert wird, desto höher sind die Chancen einer kompletten Heilung. Heute gibt es unkomplizierte Lebertests, mit denen Lebererkrankungen erkannt werden können, ehe sie gefährlich werden. Sie sollten zu jeder Vorsorge gehören.

Als erstes sollten Sie das Gespräch mit Ihrem Hausarzt suchen. Er klärt die Symptome ab, spricht mit Ihnen über mögliche Risikofaktoren Ihrer Lebensführung, mit Blick auf Ernährung, Bewegung oder die Einnahme von Arzneimitteln. Zusätzlich benötigt der Arzt jedoch Ergebnisse von Laboruntersuchungen aus dem Blut. Bei klinischen Symptomen oder Hinweisen auf eine Lebererkrankung werden diese in der Regel von der Krankenkasse bezahlt.

Mögliche Anzeichen einer Lebererkrankung.

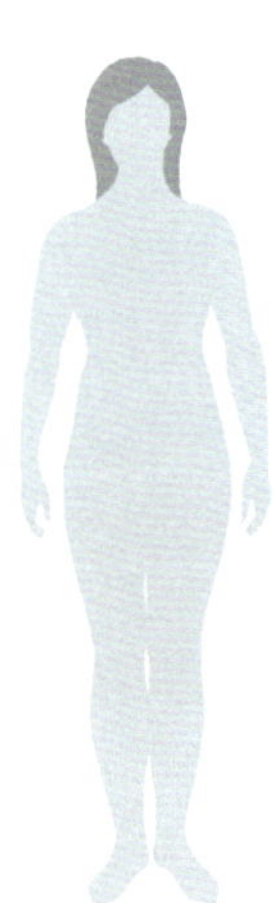

Anzeichen einer Lebererkrankung:

- Müdigkeit/Abgeschlagenheit
- Gelbfärbung der Augen
- Hochrote Zunge (sogenannte Lackzunge)
- Juckreiz
- Schmerzen im rechten Oberbauch
- Wassereinlagerungen im Gewebe oder im Bauch (Aszites)
- Dunkler Urin
- Neigung zu Blutergüssen
- Weiß verfärbte Nägel
- Spinnenartige sichtbare Äderchen (Lebersternchen)
- Fleckige Rötung der Handinnenflächen

Die Blutwerte

Verschiedene Blutwerte geben Hinweise auf eine Lebererkrankung. Dabei stützt sich der Arzt auf die Leberenzyme, die im Organ den Stoffwechsel in Gang halten. Sind Leberzellen geschädigt, treten diese Enzyme im Blut in erhöhter Konzentration auf. Je nachdem, welche Enzyme in welchem Verhältnis erhöht sind, kann man oft auf die Art der Erkrankung schließen. Zu den wichtigen Blutwerten gehören die sogenannten Transaminasen. Diese sind die Aspartat-Aminotransferase (AST, auch Glutamat-Oxalacetat-Transaminase (GOT) genannt) und die Alanin-Aminotransferase (ALT, auch als Glutamat-Pyruvat-Transaminase GPT bekannt). Sie finden sich vorwiegend im Inneren der Leberzellen, wobei die AST auch im Muskelgewebe vorkommt.

!

Der Enzymanstieg im Blut kann die Schädigung der Leberzellen anzeigen.

Die Glutamat-Pyruvat-Transaminase (GPT) ist der empfindlichere der beiden Werte, da dieses Enzym hauptsächlich in der Leber vorkommt und schon bei einer leichten Schädigung der Leberzellen freigesetzt wird. Die GPT ist der Leberwert schlechthin, wird schnell und einfach durch eine venöse Blutentnahme bestimmt und weist bei Erhöhung auf eine Leberzellschädigung hin.

Die Glutamat-Oxalacetat-Transaminase (GOT) ist ein weiterer „Leberwert“, der zur Diagnosestellung hinzugezogen wird. Wenn der GOT-Wert über dem für die GPT liegt, muss man in der Regel von einem schweren Leberschaden ausgehen.

Weiterhin gehört das Enzym Gamma-Glutamyl-Transferase (GGT) zu den Leberwerten. Die GGT befindet sich in den Zellen der kleinen Gallenwege, kommt aber auch in anderen Organen vor. Ist die GGT gemeinsam mit der GOT und der GPT erhöht, liegt mit großer Wahrscheinlichkeit eine Erkrankung der Leber vor. Die GGT-Aktivität kann durch Medikamente oder Alkohol verstärkt werden und außerdem bei einem Gallenstau erhöht sein.

Die alkalische Phosphatase ist ein weiteres Enzym, das bei Gallenwegserkrankungen oder Gallenstau erhöht ist. Wenn bei normaler alkalischer Phosphatase nur der GGT-Wert oberhalb der Norm liegt, kann dies auf eine Herz-Kreislauf-Erkrankung hinweisen. Es bedarf dann einer Abklärung möglicher Risikofaktoren für Herz- und Gefäßerkrankungen.

Der Arzt kann im Labor auch den Wert des gelben Blutfarbstoffs Bilirubin bestimmen lassen. Es entsteht beim Abbau der roten Blutkörperchen und wird von der Leber in die Galle ausgeschieden. Das Bilirubin ist im Serum erhöht, wenn die Leber geschädigt ist und/oder wenn der Galleabfluss durch Gallensteine, Vernarbungen oder Tumore blockiert ist. Steigt das Bilirubin über einen bestimmten Wert, ist es für die „Gelbsucht" (Ikterus), die gelbliche Verfärbung von Haut und Augen, verantwortlich.

Mit dem „Quicktest" wird untersucht, wie schnell das Blut gerinnt. Fehlt es an Faktoren für die normale Gerinnung, ist diese verzögert und der Quickwert sinkt. Die Gerinnungsfaktoren wer-

ÄCHZ
DAS SIND ABER ECHT HOHE LEBERWERTE...
GPT
GPT
GPT
GPT
GPT

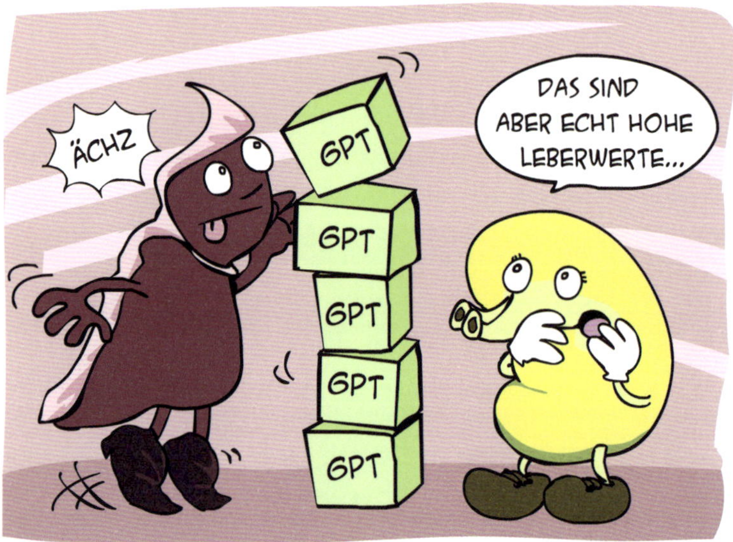

Erhöhte GPT-Werte können ein Anzeichen für eine Lebererkrankung sein.

den überwiegend von der Leber hergestellt, ihre Höhe zeigt, wie leistungsfähig die Leber ist. Der Quickwert kann auch als INR-Wert angegeben werden. Hier zeigen hohe INR-Werte eine schlechte Gerinnung an.

Ein zweiter Arztbesuch ist wichtig, denn nur der Fachmann kann die Blutwerte nach den Tests im Labor richtig interpretieren. Bisweilen sind dann detektivische Fähigkeiten gefordert – der Arzt fahndet nach allen möglichen Faktoren, die oft auch zusammenwirken und die Leber krank machen, etwa die Kombination von Übergewicht und Alkoholmissbrauch. Andererseits kann eine Hepatitis ganz andere Ursachen haben, es muss längst nicht immer der Alkohol sein. Es ist wichtig, diese Ursachen herauszufinden. Der gute Arzt geht ins Detail, fragt nach Fernreisen, nach der Einnahme exotischer Speisen oder Getränke und vielem mehr. Er klärt ab, ob die erhöhten Leberwerte toxische Ursachen haben oder ob eine Virusinfektion, eine autoimmune oder eine genetische Lebererkrankung vorliegt.

!

Sind die Leberwerte erhöht, ist das zweite Arztgespräch fällig.

Bisweilen sind weitere diagnostische Maßnahmen notwendig. Die grobe Abschätzung eines bereits vorhandenen narbigen Umbaus der Leber (Fibrose oder Zirrhose) kann durch die kombinierte Bestimmung verschiedener Laborwerte erfolgen. Hier unterscheidet man „Scores“, die sich aus der Kombination gängiger Laborwerte (GOT, GPT, Blutplättchen, GGT) berechnen lassen, wie der Forns Index, der APRI- oder FIB-4 Score. Darüber hinaus stehen in Speziallaboren Möglichkeiten wie der FibroTest, Fibrospect II oder ELF-Test zur Verfügung, die aus der Kombination mehrerer spezieller Blutwerte Rückschlüsse auf das Risiko für einen narbigen Umbau der Leber möglich machen. Besteht der Verdacht auf Leberzellkrebs, wird das Alpha-1-Fetoprotein (AFP) als sogenannter Tumormarker eingesetzt. Steigt der AFP-Wert steil an, spricht dies für das Vorliegen eines Leberkrebses. Bleibt er in der Norm, kann eine bösartige Erkrankung nicht ganz ausgeschlossen werden, weil etwa die Hälfte der Lebertumore kein AFP ausschütten.

Andererseits können leicht erhöhte AFP-Werte auch bei Leberzirrhose vorkommen, sie zeigen eine erhöhte Leberregeneration an. Durch zusätzliche Bestimmung zweier weiterer Tumormarker, dem AFP-L3, einer Unterform des AFP, sowie von Des-Gamma-Carboxyprothrombin (DCP), kann die Sensitivität zur Erkennung eines Lebertumors weiter erhöht werden. Da nicht alle Tumore einen dieser Tumormaker in das Blut abgeben, ist bei der Leberkrebsvorsorge stets auch ein bildgebendes Verfahren wie beispielsweise eine Ultraschalluntersuchung notwendig.

Die Palette der Diagnostik – Blutwerte

DIAGNOSTIKA ...	... UND IHRE MÖGLICHKEITEN
GPT (ALT)	Wenn die Glutamat-Pyruvat-Transaminase (GPT) erhöht ist, spricht vieles für eine kranke Leber. Der wichtigste Leberwert.
GOT (AST)	Ist die Glutamat-Oxalacetat-Transaminase (GOT) größer als die GPT, liegt in der Regel ein schwerer Leberschaden vor.
GGT	Unspezifischer Leberwert, Gamma-Glutamyl-Transferase (GGT) ist bei einer Gallenwegserkrankung erhöht; kann außerdem bei einer Lebererkrankung, aber unter anderem auch durch Medikamente und Alkohol erhöht sein.
AP	Alkalische Phosphatase (AP) ist bei Gallenwegserkrankungen oder Gallenstau erhöht.
Bilirubin	Ein erhöhter Wert spricht bisweilen für eine eingeschränkte Entgiftungsfunktion der Leber oder einen Gallenstau.
Quick-Test (INR-Wert)	Spiegelt die Blutgerinnung wider und somit indirekt die Leistungsfähigkeit (Syntheseleistung) der Leber.
AFP	Alpha-1-Fetoprotein (AFP) ist ein Tumormarker, bei dem steile Anstiege für einen Leberkrebs sprechen.

Die Normalwerte sind – je nach Labor – unterschiedlich. Die Bewertung der Leberwerte sollte daher durch den behandelnden Arzt erfolgen.

Bildgebende Verfahren

Sonografie

Heutzutage steht eine breite Auswahl bildgebender Verfahren zur Verfügung. Bei der Sonografie werden Ultraschallwellen aus einem Schallkopf durch den Körper geschickt und von den verschiedenen Organen reflektiert. Aus den Signalen, die zurückkommen, berechnet der Computer ein Bild, beispielsweise von der Leber. Eine Variante ist die Kontrastmittelsonografie, die zusätzliche Informationen über die Gut- oder Bösartigkeit von Lebertumoren liefert. Nach Verabreichung des Kontrastmittels kann die Durchblutung eines Tumors genau beurteilt werden. Leider lässt sich nicht jeder Patient gut sonografieren, da Luft im Darm oder Fettleibigkeit die Bildqualität einschränken, sodass der Arzt manchmal auf andere Verfahren zurückgreifen muss.

!

Die Sonografie ist schmerz- und strahlungsfrei.

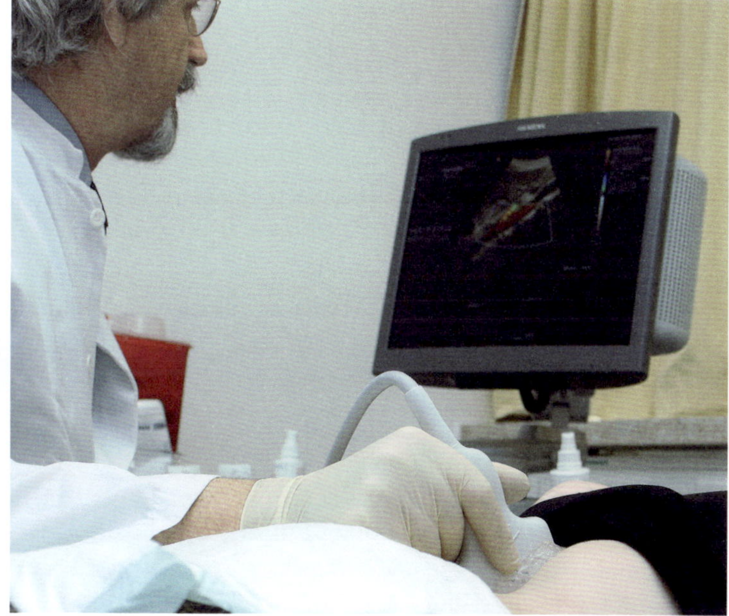

Untersuchung der Leber mittels Ultraschall.

Computertomografie (CT)

Bei der Computertomografie (CT) kreist eine Art Röntgengerät um den Patienten und erfasst den Körper aus allen Blickwinkeln. Aus diesen Informationen entsteht ein detaillierter Körperquerschnitt. Die Computertomografie ist strahlungsintensiver als ein normales Röntgenbild, aber häufig notwendig, zum Beispiel zur exakten Beurteilung der Ausbreitung und Streuung von Lebertumoren.

Magnetresonanztomografie (MRT, Kernspintomografie)

!

Die Magnetresonanztomografie ist im Gegensatz zum CT strahlungsfrei.

Weniger belastend ist die Magnetresonanztomografie (MRT), die mit starken Magnetfeldern und damit strahlungsfrei arbeitet. Wegen des Magneten kommt eine MRT für Menschen mit bestimmten Herzschrittmachern oder magnetisierbaren Metallimplantaten nicht infrage. Eine Sonderform ist die Magnetresonanz-Cholangiopankreatikografie (MRCP) zur Darstellung des Gallengangsystems. Somit eignet diese sich gut zur Diagnostik chronischer Entzündungen der Gallenwege.

Magenspiegelung

Bei der Magenspiegelung schluckt der Patient einen Schlauch mit einer kleinen Kamera an seiner Spitze. So können Rachen, Speiseröhre, Magen und Zwölffingerdarm von innen betrachtet und beispielsweise Krampfadern in der Speiseröhre (Ösophagusvarizen) entdeckt werden. Wenn es notwendig ist, lassen sich dabei auch beispielsweise Proben aus dem Magen gewinnen oder Krampfadern mit Gummibändern ligieren (abbinden).

Laparoskopie

Mit optischer Technik arbeitet auch die Laparoskopie, auch Bauchspiegelung genannt. Mittels eines minimalinvasiven Eingriffs wird ein optisches Instrument (Endoskop) in den Bauchraum eingeführt, mit dem der Arzt Organe wie Leber oder Gallenblase begutachten und gegebenenfalls Gewebeproben entnehmen kann.

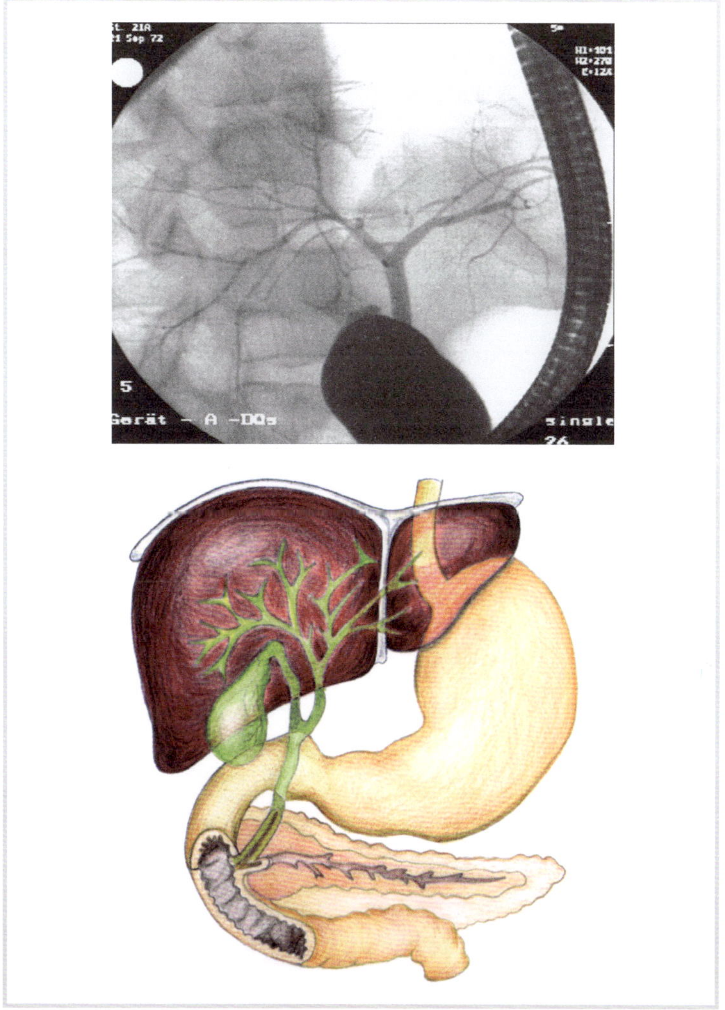

Die Gallenblase und Gallenwege in der ERCP-Darstellung sowie ihre Lage im Körper.

Endoskopisch retrograde Cholangiopankreatikografie (ERCP)

Ein Endoskop ist auch Herzstück der ERCP, der endoskopisch retrograden Cholangiopankreatikografie. Die ERCP dient einerseits der diagnostischen Darstellung der Gallenwege, der Gallenblase und des Pankreasgangs; anderseits kann die ERCP auch therapeutisch genutzt werden. Mit über den Arbeitskanal des Endoskops eingeschobenen Instrumenten können Gallensteine entfernt und zertrümmert oder Engstellen aufgedehnt werden.

Die Palette der Diagnostik – bildgebende Verfahren

DIAGNOSTIKA …	…UND IHRE MÖGLICHKEITEN
Sonografie	Ultraschallwellen werden an den Grenzflächen der Leber reflektiert, hieraus berechnet der Computer ein Bild der Leber. Die Kontrastmittelsonografie liefert zusätzliche Informationen insbesondere bei der Untersuchung von Lebertumoren.
Computertomografie (CT)	Mittels einer Rundumerfassung wird das Bild eines Körperquerschnitts errechnet. Die CT ist strahlungsintensiver als normales Röntgen, aber häufig sinnvoll, etwa zur Feststellung der exakten Ausbreitung eines Lebertumors.
Magnetresonanztomografie (MRT)	Die Magnetresonanztomografie arbeitet mit starken Magnetfeldern, liefert ähnliche Bilder wie die CT, ist jedoch strahlungsfrei.
Magenspiegelung	Der Patient schluckt einen Schlauch mit einer kleinen Kamera, über die Rachen, Speiseröhre, Magen und Zwölffingerdarm betrachtet werden. Das ist zum Beispiel sinnvoll bei Leberzirrhose, zur Identifikation von Krampfadern in der Speiseröhre.
Laparoskopie	Bauchspiegelung, bei der ein Endoskop in den Bauchraum eingeführt wird, um Organe wie Leber oder Gallenblase zu begutachten.
Endoskopisch retrograde Cholangiopankreatikografie (ERCP)	Mittels eines Endoskops kann der Arzt Gallenwege, Gallenblase und Pankreasgang beurteilen.
Elastografie	Nicht-invasives Diagnoseverfahren, das eine Beurteilung der Lebersteifigkeit und damit des Vernarbungsgrades des Organs erlaubt.

Elastografie

Ein weiteres Diagnoseverfahren ist die Elastografie, die sich als Ergänzung, in einigen Fällen auch als Alternative zur Leberbiopsie anbietet. Hierbei existieren unterschiedliche Verfahren, die eine Aussage über die Leberfestigkeit/Lebersteifigkeit ermöglichen, was Rückschlüsse auf den bindegewebigen Umbau (Fibrose) der Leber erlaubt.

Zum Beispiel untersucht die „Transiente Elastografie" die Lebersteifigkeit einer relativ großen Leberregion mittels mechanischer Reize. Zusätzlich können Rückschlüsse auf den Fettgehalt der Leber gezogen werden (CAP-Wert).

Mit der Technologie „Acoustic Radiation Force Impulse Imaging" (ARFI) können mittels akustischer Reize sogenannte Scherwellen gemessen werden. Dieses Verfahren ist mit einigen herkömmlichen Ultraschallgeräten möglich.

Die elastografischen Verfahren sind grundsätzlich schnell durchführbar, schmerz- und strahlungsfrei. Die Kosten werden jedoch nicht immer von der Krankenkasse übernommen. Die Methode ermöglicht keine Aussage über die Ursache erhöhter Leberwerte.

Die Leberbiopsie

Eine klassische diagnostische Methode ist die Leberbiopsie. Hier wird unter ständiger Ultraschallkontrolle mit einer Hohlnadel in die Leber gestochen und ein kleiner Leberzylinder entnommen. Diese Gewebeprobe wird in ein pathologisches Labor geschickt, wo sie in einem besonderen Medium eingebettet und fixiert wird. Anschließend werden dünne Schnitte des Gewebes angefertigt und auf einen Objektträger aufgetragen. Nach speziellen Färbungen, mit denen bestimmte Zellen hervorgehoben werden, erfolgt die Beurteilung durch einen Pathologen. Damit gibt die Biopsie

!

Die Biopsie gibt Auskunft über Ursachen, Aktivität und Stadium einer Lebererkrankung.

Auskunft über die Entzündungsaktivität, die Verfettung, eventuelle Ursachen einer Lebererkrankung und den Fibrosegrad, also das Stadium des bindegewebigen Umbaus der Leber. Dabei gibt es verschiedene Klassifizierungen. Nach dem Ishak-Punktesystem wird die Fibrose in die Fibrosegrade 0 bis 6 eingeteilt. F5 und F6 entsprechen dem Bild einer Zirrhose. Andere Klassifizierungen teilen den Leberumbau von 0 bis 4 ein, wobei das Stadium 4 einer Zirrhose entspricht.

Manchmal werden auch gezielte Punktionen von Knoten in der Leber durchgeführt. Damit kann der Pathologe feststellen, ob ein Tumor gutartig oder aber entartet (also bösartig) ist.

Insgesamt verfügt die Medizin über ein breites Instrumentarium, mit dem sich heute die meisten Lebererkrankungen sicher diagnostizieren lassen.

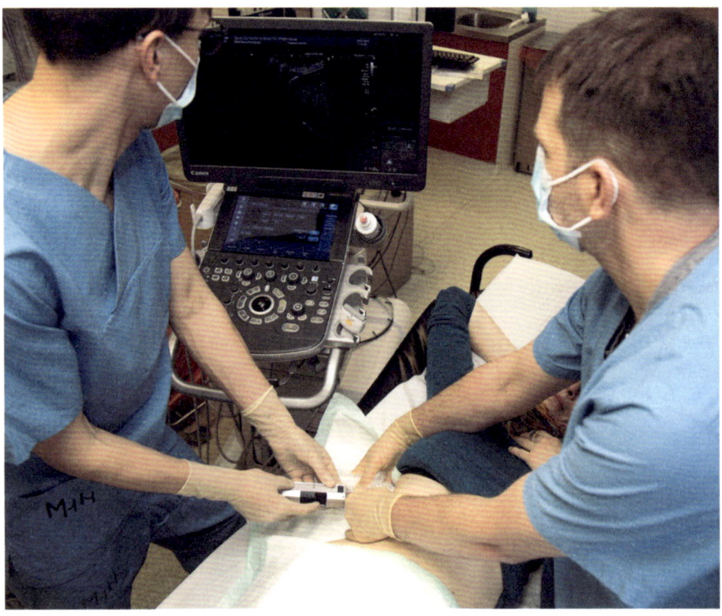

Bei der Leberbiopsie wird der Leber eine winzige Gewebeprobe entnommen.

WAS PASSIERT, WENN MEINE LEBER KRANK IST?

Zahlreiche Lebererkrankungen beginnen mit einer Hepatitis, einer Leberentzündung. Dabei unterscheidet man die akute und die chronische Hepatitis. Weitere Stadien der Erkrankung sind dann die Leberfibrose und die Leberzirrhose.

!

Die Gelbsucht kann ein häufig auftretendes Symptom bei verschiedenen Lebererkrankungen sein.

Ein häufig auftretendes Symptom bei verschiedenen Lebererkrankungen ist die Gelbsucht, die auch Ikterus genannt wird. Zum Ikterus gehören eine Gelbfärbung von Haut und Schleimhäuten sowie der Lederhaut des Auges und eine erhöhte Konzentration von Bilirubin, dem Abbauprodukt des roten Blutfarbstoffs Hämoglobin. Der gestörte Bilirubinstoffwechsel führt zum Ikterus. Ein oft vorkommendes Phänomen ist die Gelbfärbung der Augen infolge einer leichten Bilirubinerhöhung – die Erkrankung wird Morbus Meulengracht genannt. Rund neun Prozent der Bevölkerung, meist Männer, sind davon betroffen. Es handelt sich um einen harmlosen Enzymdefekt ohne gesundheitliche Auswirkungen, der keiner Therapie bedarf.

Notizen aus dem Untergrund

Der große russische Dichter Fjodor M. Dostojewski (1821 bis 1881) macht sich in seinen „Notizen aus dem Untergrund“ Sorgen: „Ich glaube, meine Leber ist krank. Übrigens habe ich keinen blassen Dunst von meiner Krankheit und weiß gar nicht mit Sicherheit, was an mir krank ist. Für meine Gesundheit tue ich nichts und habe auch nie etwas dafür getan, obwohl ich vor der Medizin und den Ärzten alle Achtung habe ... Wenn ich nichts für meine Gesundheit tue, so geschieht es aus Bosheit, und ist die Leber krank, dann mag sie noch ärger krank werden.“ Dostojewski starb 1881 im Alter von knapp 60 Jahren – allerdings an einem Lungenemphysem.

Die akute Hepatitis

Die erste Phase einer Leberentzündung wird akute Hepatitis genannt. Der Auslöser einer solchen Hepatitis kann sehr verschieden sein. Mögliche Ursachen, die zu einer akuten Leberentzündung führen können, sind zum Beispiel Hepatitisviren, Alkohol und

Medikamente. Allerdings nehmen die Patienten diese erste Phase einer Lebererkrankung häufig gar nicht bewusst wahr, da die Symptome meist sehr unspezifisch sind. Hierzu zählen Müdigkeit, Abgeschlagenheit und eventuell ein Druckschmerz im rechten Oberbauch. Oft werden diese Symptome von den Patienten als „Grippe“ gedeutet und nicht weiter beachtet. In einigen Fällen kann es im Rahmen einer akuten Lebererkrankung aber auch zu ganz typischen Beschwerden kommen. Den Patienten fällt zunächst eine Gelbverfärbung der Augen und später eventuell der Haut auf. Zusätzlich kann der Stuhl während dieser Zeit fast weiß erscheinen und der Urin sehr dunkel verfärbt sein. Manche Patienten geben auch Juckreiz an.

!

In der Anfangsphase treten Symptome wie Müdigkeit, Abgeschlagenheit und ein Druckschmerz im rechten Oberbauch auf.

Behandelt wird die akute Hepatitis, wenn sie nicht spontan ausheilt, ganz unterschiedlich (je nach Ursache). Das Spektrum kann von allgemein unterstützenden Maßnahmen bis hin zu einer Kortisontherapie reichen. Bei Virusinfektionen können unter Umständen gezielt antivirale Medikamente eingesetzt werden.

Das akute Leberversagen

Das akute Leberversagen ist die schwerste Form eines Funktionsverlusts der Leber. Man unterscheidet das akute Leberversagen (ohne vorherige existierende Lebererkrankung) und das akut-auf-chronische Leberversagen (bei bereits bestehender Leberzirrhose). Im Gegensatz zur „einfachen“ Hepatitis, die zunächst einmal lediglich eine Entzündung des Lebergewebes darstellt, kommt es beim akuten Leberversagen zu einem fortgeschrittenen Verlust der Leberfunktion.

Je nach Stadium des Leberversagens sind die Chancen auf eine Wiederherstellung der Leberfunktion beziehungsweise das Risiko für das Versterben aufgrund des Leberversagens unterschiedlich hoch. Es erfolgt in den meisten Fällen eine Betreuung auf der Intensivstation. Therapeutisch können Kortison oder auch überbrückende Blutwäschen (Plasmapherese) helfen, in fortgeschrittenen Stadien bleibt mitunter eine Lebertransplantation die einzige lebensrettende Option.

Die chronische Hepatitis

!

Bei einer chronischen Leberentzündung gibt es kaum Symptome.

In der Regel verschwinden die Symptome der akuten Hepatitis nach einer gewissen Zeit ohne Zutun eines Arztes. Die Patienten fühlen sich wieder besser und haben das Gefühl, dass die Erkrankung überstanden sei. Häufig beginnt nun allerdings die zweite Phase der Lebererkrankung. Die zunächst akute Leberentzündung wird chronisch, das heißt, sie ist dauerhaft vorhanden. Die Entzündung ist jetzt mehr oder weniger stark ausgeprägt. Häufig wird das von den Patienten gar nicht bemerkt, da eine chronische Leberentzündung fast ohne Symptome auskommt. Symptome, die häufig auftreten, sind starke Müdigkeit trotz ausreichendem Schlaf und ein Druckschmerz im Oberbauch.

Die dauerhafte Entzündung in der Leber führt nun zu einem langsamen Umbau des Gewebes. Gesunde funktionsfähige Leberzellen werden durch „Bindegewebszellen“ ersetzt, die dann allerdings nicht mehr die Aufgaben der ursprünglichen Leberzellen übernehmen können.

Es kommt zum Endstadium des fibrotischen Umbaus, der Leberzirrhose. Damit verbunden ist zum einen der Funktionsverlust der Leber (Entgiftung und Syntheseleistung) und zum anderen die Komplikationen durch den bindegewebigen Umbau. Patienten bemerken mitunter zuerst Bauchwasser (Aszites). Blutungen von Krampfadern in der Speiseröhre (Ösophagusvarizen), Entzündungen des Bauchfells oder eine hepatische Enzephalopathie (Verwirrtheit, Schläfrigkeit) können schwerwiegende Komplikationen einer Leberzirrhose sein.

Die Leberzirrhose

!

Durch die Zirrhose werden alle Funktionen des Organs gestört – ein irreparabler Schaden entsteht.

Wenn die chronische Lebererkrankung nicht ausreichend therapiert werden kann beziehungsweise zu spät entdeckt wurde, kann die Erkrankung nach Jahren in das Endstadium einer chronischen Lebererkrankung übergehen. Hier besteht die Leber zum großen Teil aus „Bindegewebszellen“ und nur noch aus wenigen ursprünglichen Leberzellen. Der Übergang von einer gesunden Leber zu einer Leberzirrhose erfolgt dabei durch zunehmende bindegewebige Vernarbung. Man spricht zuerst von einer Leberfibrose und letztlich von einer Leberzirrhose.

Durch die Zirrhose werden alle Funktionen des Organs gestört, von der Entgiftung und dem Eiweißaufbau bis hin zur Speicherung von Kohlenhydraten oder der Bildung von Gallensäure. Bei einer Leberfibrose oder einer noch wenig fortgeschrittenen Leberzirrhose ist eine teilweise Rückbildung der Leberschäden möglich und die Leber kann an Funktion zurückgewinnen. Die fortgeschrittene Leberzirrhose ist in der Regel nicht umkehrbar, auch wenn es in einigen wenigen Fällen bei der richtigen Therapie Hoffnung auf Besserung gibt.

Da Vinci und die Leberzirrhose

Leonardo da Vinci (1452 bis 1519) war ein vielseitiger Künstler und Wissenschaftler. So nahm da Vinci 1508 in Florenz an der Autopsie eines über Hundertjährigen teil, wobei er auch Zeichnungen zur Gefäßanatomie der Leber anfertigte. Seine Anmerkungen zur Zeichnung „del vecchio“ gelten als erste makroskopische Beschreibung einer Leberzirrhose.

Eine Leberzirrhose entwickelt sich typischerweise über lange Jahre bis Jahrzehnte und dazu zunächst in tückischer Ruhe. Da die Leber zuerst über ausgeprägte Reserven verfügt, verläuft der Un-

!

Eine Leberzirrhose entwickelt sich über Jahre bis Jahrzehnte hinweg, anfangs völlig ohne Symptome.

tergang der Leberzellen zunächst völlig ohne Symptome. Irgendwann macht sich die Leberzirrhose jedoch unter anderem durch Müdigkeit, Gewichtsverlust und allgemein nachlassende Leistungsfähigkeit bemerkbar. Bei vielen Menschen zeigen sich ansonsten noch keine Komplikationen, bei einer anderen Gruppe aber sehr wohl.

Dadurch, dass nicht mehr genügend funktionierende Leberzellen vorhanden sind, sammeln sich vermehrt Giftstoffe im Körper an. Das kann dazu führen, dass Hirn und Nerven ihre Funktionen nicht mehr ungestört wahrnehmen können: Es kann zu Problemen mit der Konzentration und dem Gedächtnis kommen, sodass man sich zum Beispiel an eigentlich bekannte Telefonnummern nicht mehr spontan erinnern kann. Darüber hinaus hat die Leber eine wichtige Funktion in der Bildung von für die Blutgerinnung wichtigen Stoffen. So können Menschen mit Leberzirrhose bemerken, dass sie länger als gewöhnlich bluten oder zu „blauen Flecken“ neigen. Infolge des erhöhten Bilirubinwerts wird der Urin dunkel. Bei Männern kann die Potenz leiden. Charakteristische Beschwerden sind auch die „Leberhautzeichen“ wie rote Handballen, Verminde-

!

Eine Leberzirrhose kann Hirn- und Nervenschädigungen zur Folge haben.

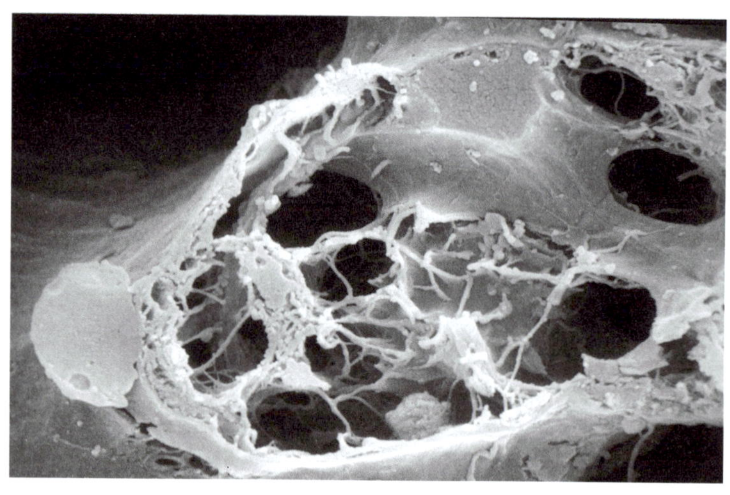

Zelltod: Der durch den Zelltod einer einzelnen Leberzelle entstandene Hohlraum wird durch die gerüstartigen Fortsätze einer Bindegewebszelle stabilisiert. Eine neue Leberzelle kann hier einwachsen. (Rasterelektronenmikroskopaufnahme: Franz-Josef Vonnahme, Hameln)

rung der Körperbehaarung, die Gelbfärbung von Augen und Haut. Im Bereich von Hals und Oberkörper können die „Gefäßspinnen“ (spider naevi) auftreten. Das sind punktartige Knötchen, von denen aus sich kleine Gefäße wie ein Spinnennetz nach außen ziehen. Den Verdacht auf eine Leberzirrhose legen auch Erscheinungen wie Weißnägel, Trommelschlägelfinger oder auffallend gerötete Lippen nahe.

Das Nervensystem kann ebenfalls durch die verminderte Entgiftungs- und Synthesefunktion der Leber leiden. Es kommt zu chronischer Tagesmüdigkeit, Konzentrationsschwäche und Depressionen. Je nach zugrundeliegender Erkrankung kann die Schilddrüse erkranken oder den Nierenkörperchen der Niere eine Entzündung drohen. Beobachtet werden auch Schädigungen des Knochenmarks sowie Entzündungen des Darms, von Arterien und Venen. Dazu kommt der cholestatische Pruritus (ein ausgeprägter Juckreiz, der entsteht, weil sich die Gallensäuren in der Haut ablagern). Im Endstadium der Zirrhose können weitere gravierende Komplikationen auftreten.

> !
> Die Zirrhose betrifft neben der Leber auch andere Organe wie die Gelenke, Haut oder das Nervensystem.

Ösophagusvarizen (Krampfadern in der Speiseröhre)

Im Verlauf der Leberschädigung entsteht ein hoher Widerstand für den Blutfluss durch die Leber. Dadurch kommt es zu einem Blutstau vor der Leber, das Blut sucht sich andere Wege. So entstehen zum Beispiel Krampfadern in der Speiseröhre (Ösophagusvarizen), die sehr gefährlich sind, weil sie im Verlauf der Leberzirrhose zu Blutungen führen können. Diese Blutungen sind lebensbedrohlich. Ohne Behandlung stirbt ein Großteil der Patienten. Neue Therapiemöglichkeiten und Vorbeugemaßnahmen haben in den letzten Jahrzehnten die Prognose jedoch verbessern können. Dennoch besteht nach überstandener Blutung ein relevantes Risiko für eine erneute Blutung. Aufgrund der Zirrhose können auch Gelenke, Haut oder das Nervensystem belastet sein. Das Abbinden der Krampfadern (Ligatur) dient der Behandlung der Blutung und

> !
> Im weiteren Verlauf kommt es zum Blutstau vor der Leber, das Blut sucht sich andere Wege. Es entstehen unter anderem Krampfadern in der Speiseröhre.

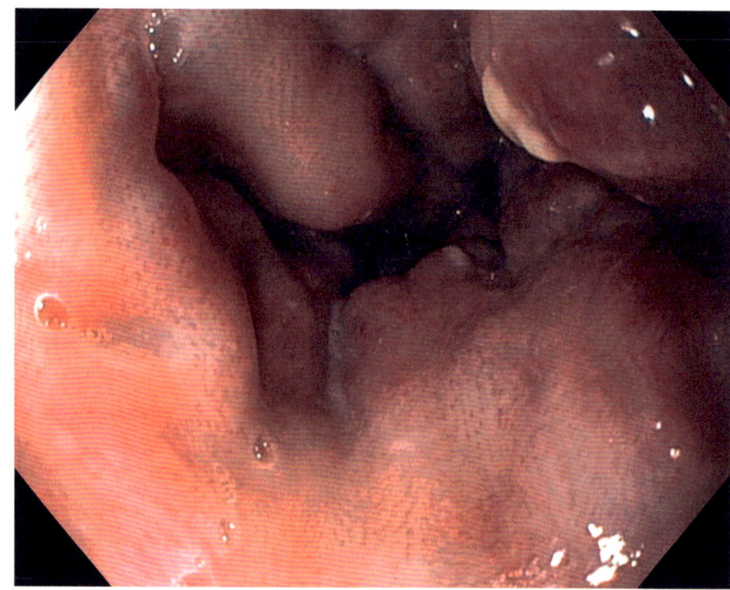

Das Bild zeigt die Speiseröhre, die durch Krampfadern eingeengt ist. Im rechten Bildanteil ist die Schleimhaut schon deutlich ausgedünnt und scheint rötlich („red spots"). Zudem sieht man eine weißliche „Fibrin-Nase" („white nipple"), aus der es geblutet hat.

wird zum Teil auch eingesetzt, um eine erneute Blutung zu verhindern. Diesem Zweck dienen alternativ auch Medikamente, wie zum Beispiel Propranolol oder Carvedilol. Um das Blutungsrisiko in Speiseröhre und dem Magen-Darm-Bereich zu minimieren, sind die rechtzeitige Unterbindung von Krampfadern der Speiseröhre und die Behandlung von Magengeschwüren angezeigt. Ganz wichtig ist eine regelmäßige Vorsorgeuntersuchung auf Krampfadern der Speiseröhre. Bei akuten Blutungen muss der Patient sofort ins Krankenhaus. Eine schnelle Versorgung ist wichtig, denn bei zu hohem Blutverlust kann es zu einem Kreislaufzusammenbruch kommen. Darüber hinaus sind weitere Komplikationen, wie beispielsweise ein hohes Risiko für das Auftreten einer hepatischen Enzephalopathie (siehe unten), mit einer Varizenblutung verbunden.

In den letzten Jahren hat sich zur Vorbeugung wiederholter Varizenblutung das Einsetzen eines sogenannten Transjugulären Intrahepatischen Portosystemischen Shunts (TIPS) etabliert. Ein TIPS stellt eine Verbindung zwischen der in die Leber einmündenden Pfortader, welche das Blut aus Magen- und Darmtrakt enthält, und den Lebervenen, die das Blut zurück zum Herzen leiten, dar. Hierdurch kann der Pfortaderhochdruck, der zu Ösophagusvarizenblutung und anderen Komplikationen der Leberzirrhose führen kann, effektiv gesenkt werden.

Aszites (Bauchwassersucht)

Eine weitere Folge der Leberzirrhose kann die Bildung von Aszites (Bauchwassersucht) sein, einer Flüssigkeitsansammlung in der freien Bauchhöhle – quasi durch „Auspressen von Wasser“ aus den Blutgefäßen. Das Bauchwasser kann sich in Gestalt einer spontan bakteriellen Peritonitis (SBP) gefährlich entzünden. Diese Erkrankung ist die häufigste Infektion und eine der häufigsten Todesursachen von Patienten mit Leberzirrhose. Oftmals muss anschließend an die akute Episode ein Antibiotikum zur Vorbeugung eingenommen werden.

!

Die Entzündung des Bauchwassers (SBP) ist eine der häufigsten Todesursachen bei Leberzirrhose.

Die Behandlung des Bauchwassers kann in leichten bis mittelschweren Fällen, unter anderem durch die Gabe eines Entwässerungsmittels erfolgen. Zusätzlich sollte auf eine eiweißreiche und salzarme Ernährung geachtet werden. In schweren Fällen kann das Bauchwasser durch den Arzt mit einer Kanüle abgelassen werden. Um wiederholte Punktionen zu vermeiden, kann alternativ ein TIPS (Transjugulärer Intrahepatischer Portosystemischer Shunt)

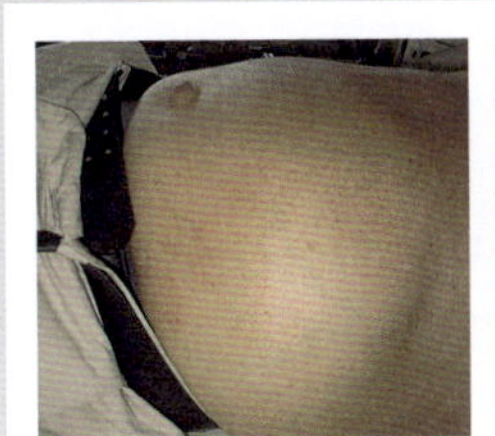
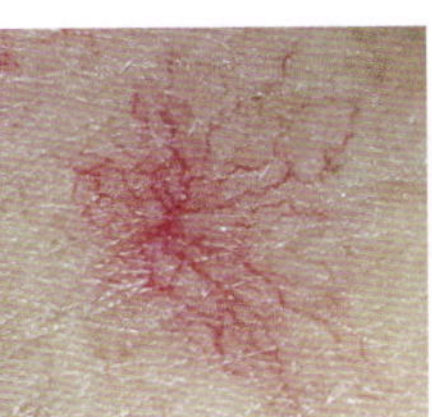
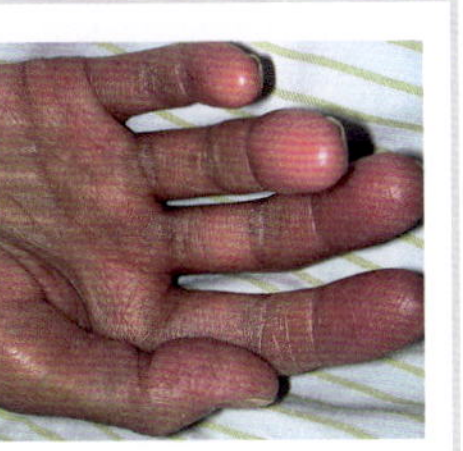

Klinische Folgen einer Leberzirrhose: Aszites, Spider naevus, Trommelschlägelfinger (von links nach rechts).

gelegt werden. Hierbei handelt es sich um eine Verbindung, die zwischen der Pfortader und der Lebervene durch die Leber hindurch geschaffen wird. Für Patienten, bei denen eine Kontraindikation für einen TIPS besteht (zum Beispiel wiederholte Episoden von Hepatischer Enzephalopathie (s. u.) ohne Auslöser oder Herzinsuffizienz) kann alternativ ein dauerhafter Katheter in die Bauchhöhle eingebracht werden. Dadurch wird ein eigenständiges Ablassen des Bauchwassers zuhause ermöglicht. Eine andere Möglichkeit ist das Einbringen einer kleinen Pumpe, von der Größe ähnlich eines Herzschrittmachers, die das Bauchwasser aus der Bauchhöhle direkt in die Harnblase pumpt. Die Ausscheidung erfolgt mit dem Urin.

Hepatische Enzephalopathie

!

Im Endstadium kann die Leber das Blut nicht mehr entgiften: Die Giftstoffe gelangen direkt ins Gehirn.

Die Hepatische Enzephalopathie, eine Funktionsstörung des Gehirns, tritt im Endstadium einer Leberzirrhose auf. Die Leber kann Giftstoffe wie Ammoniak nicht mehr ausfiltern. Da die Leber ohnehin schon krank ist, hat der Körper in seiner Not für das Blut Umgehungskreisläufe an der Leber vorbei gebildet. Die fatale Folge: Die Leber hat gar keine Möglichkeit mehr, das Blut zu entgiften, auch wenn sie es könnte. Die Giftstoffe gelangen ins Gehirn, wo sie wie ein Narkotikum wirken: Bei niedrigen Konzentrationen wird der Mensch schläfrig, unkonzentriert und langsam. Diese Konzentrationseinschränkungen gehen auch mit einer erhöhten Unfallgefahr einher. Gerade in der Frühphase solch einer Enzephalopathie können Symptome noch weitestgehend unbemerkt bleiben. Mit speziellen Testungen kann die Erkrankung jedoch auch im Frühstadium erkannt werden. Bei vielen Menschen liegt bereits in dieser Phase eine Einschränkung der Fahrtüchtigkeit vor, da die Reaktionszeit der Betroffenen herabgesetzt ist. Deswegen ist Vorsicht geboten. Mit zunehmender Konzentration der Giftstoffe im Gehirn kommt es dann zu einer deutlichen Eintrübung. Im Endstadium können Betroffene trotz Schmerzreiz nicht mehr aufgeweckt werden und benötigen teilweise sogar Hilfe beim Atmen. Häufige Auslöser einer schnell zunehmenden Enzephalopathie sind beispielsweise Infekte (wie die spontan bakterielle Peritonitis (Entzündung des Bauchwassers), Harnwegsinfekt oder Lungenentzündung), Blutsalzstörungen, aber auch eine Blutung aus den Krampfadern der Speiseröhre, des Magens oder des Darms. Ein wichtiger Giftstoff, der zu einer Beeinträchtigung des Gehirns führen kann, ist Ammoniak, ein Eiweißabbauprodukt.

Patienten mit Leberzirrhose sollten jedoch nicht aus Angst vor einer hepatischen Enzephalopathie auf Eiweißzufuhr verzichten oder diese stark reduzieren. Eiweiß ist der Muskelaufbaustoff und viele Patienten mit fortgeschrittener Leberzirrhose leiden an Muskelschwund – eine verminderte Eiweißaufnahme würde dies verschlimmern. Darüber hinaus kann die Muskulatur einen Teil der Giftstoffe kompensieren und somit vor einer hepatischen Enzephalopathie schützen. Wer keine Enzephalopathie hat, kann in normalen Mengen Eiweiß zu sich nehmen. Das Eiweiß sollte aber vor al-

MACH MAL VORAN!
ICH WERDE SCHON
GANZ BLÖD IM KOPF...

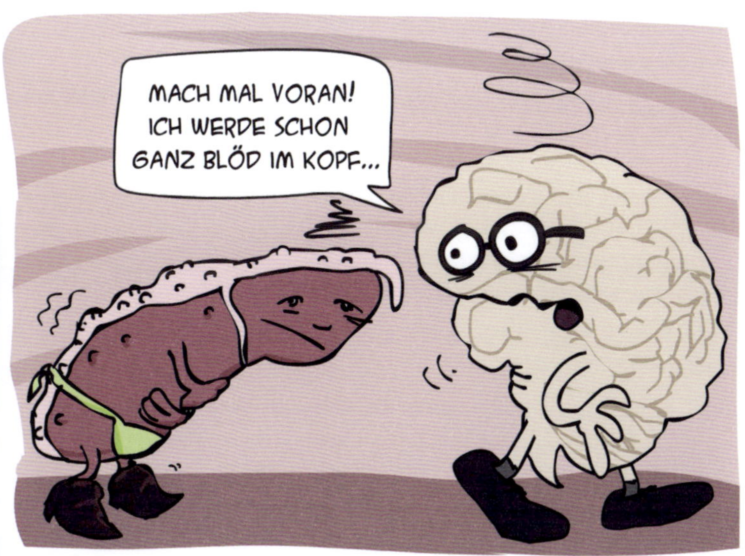

Wenn die Leber ihre Entgiftungsfunktion nicht mehr wahrnehmen kann, droht die hepatische Enzephalopathie.

lem aus Milch oder Pflanzen stammen. Es wurde gezeigt, dass eine Ernährung auf dieser Basis vor einer hepatischen Enzephalopathie schützen kann. Eiweiße aus Fleisch sollten in der Ernährung eine untergeordnete Rolle haben und maximal zweimal pro Woche auf dem Teller landen.

Die Behandlung der hepatischen Enzephalopathie erfolgt durch die Gabe von Lactulose mit dem Ziel, mindestens zwei- bis dreimal täglich weichen, geformten Stuhlgang zu haben. Zur Verhinderung einer neuen Episode der hepatischen Enzephalopathie kann eine Therapie mit der Gabe eines nicht resorbierbaren Antibiotikums durchgeführt werden.

Auch die Einnahme von L-Ornithin-L-Aspartat hat in einer Studie einen Effekt in der Vorbeugung einer erneuten hepatischen Enzephalopathie gezeigt.

„Schade, schade“

Den Komponisten Ludwig van Beethoven (1770 bis 1827) plagten zeitlebens schwere Krankheiten, von der Taubheit bis hin zu Magenkrämpfen. Als er 1827 mit nur 56 Jahren starb, zeigte er die klassischen Symptome einer Leberzirrhose. Er litt unter Wassersucht (Aszites), weshalb er von seinen Ärzten immer wieder punktiert wurde (Aszitespunktion). Die Wunden wurden mit Bleiseife verklebt – das war kein böser Wille, sondern damaliger Stand der Therapie. Damit ist es aber wahrscheinlich zusätzlich zu einer schleichenden Bleivergiftung gekommen. Der Leichenschaubefund zeigte, dass er an einer Leberzirrhose und Entzündung des Bauchwassers (spontane bakterielle Perionitis) litt und verstarb. Die Leberzirrhose war das Ergebnis seines exzessiven Verbrauchs an Wein und Bier über die Jahrzehnte hinweg. Beethoven wuchs in einer Alkoholikerfamilie auf, schon als Elfjähriger sprach er dem Wein zu. Drei Tage vor seinem Tod kam noch eine Weinsendung ins Haus. Beethoven kommentierte auf dem Krankenbett: „Schade, schade – zu spät“, das waren seinen letzten Worte.

Häufig wird die Enzephalopathie durch äußere Faktoren ausgelöst. Neben einem vermehrten Vorhandensein von Eiweißen im Darm, zum Beispiel durch eine Blutung, können auch Infektionen, Störungen des Flüssigkeitshaushaltes und Störungen der Elektrolyte zu einer Enzephalopathie führen. Aus diesem Grunde ist es wichtig, nach solchen Ursachen einer Enzephalopathie zu suchen und diese zu beseitigen. Wenn kein Auslöser gefunden werden kann, ist es sinnvoll, nach großen Umgehungskreisläufen zu suchen, welche viele der Giftstoffe an der Leber vorbeiführen. Diese können dann über spezielle Verfahren verschlossen werden.

Erst wenn ein Großteil des gesunden Lebergewebes untergegangen ist, kommt es zur Ausbildung einer typischen Symptomatik. Der Arzt stellt die Leberzirrhose durch Tasten der Leber und Milz, durch Labortests und eine Ultraschalluntersuchung fest. Die definitive Diagnose erfolgt durch eine Biopsie oder eine Bauchspiegelung. Oftmals kann aber in Zusammenschau aller Symptome und Untersuchungen auf eine Biopsie verzichtet werden.

Bis vor Kurzem wurde das Stadium einer Leberzirrhose als irreversibel (nicht rückbildungsfähig) angesehen. Seit einigen Jahren hat sich aber gezeigt, dass in gewissen Fällen die Leber zumindest im Anfangsstadium der Zirrhose doch noch ein gewisses Rückbildungs- und Erholungspotenzial hat. Dieses kann sich aber nur entfalten, wenn es konsequent gelingt, die auslösende Ursache (Hepatitisviren, Alkohol etc.) zu beseitigen.

!

Eine frühe Leberzirrhose kann sich zurückbilden.

Wenn eine Rückbildung der Zirrhose nicht erreicht wird, besteht immerhin die Hoffnung, durch eine entsprechende Therapie und den kompletten Verzicht auf lebertoxische Substanzen die Leber in ihrem aktuellen Stadium „einzufrieren“, ein weiteres Fortschreiten der Erkrankung zu verhindern. Gelingt auch dies nicht, sei es durch Therapieversagen oder weiteren Konsum, ist im Lauf der Zeit mit dem kompletten Funktionsverlust der Leber zu rechnen. Dann ist der Tod unausweichlich, es sei denn, eine Lebertransplantation rettet das Leben des Patienten.

In Deutschland sterben jährlich etwa 20 000 Menschen an den Folgen einer Leberzirrhose. Eine vemeidbare Ursache ist der nach wie vor weitverbreitete Alkoholmissbrauch. Gerade bei Männern ist die Sterblichkeit durch alkoholbedingte Leberzirrhose signifikant erhöht. Darüber hinaus ist ein andauernder Alkoholkonsum ein Ausschlusskriterium für eine Lebertransplantation. In Europa ist Leberzirrhose eine der häufigsten Todesursachen.

Akut-auf-chronisches Leberversagen

Sobald es zu Komplikationen wie einer Ösophagusvarizenblutung, Aszites oder einer Hepatischen Enzephalopathie kommt, spricht man von einer „dekompensierten Leberzirrhose“. Die Prognose verschlechtert sich drastisch. Wie bereits erwähnt, sind neben der Leber oftmals noch andere Organsysteme wie Niere, Gehirn, Lunge, Blutgerinnung oder Kreislaufsystem betroffen, deren Funktion sich im Zuge der Dekompensation verschlechtern können. Kommt es im Rahmen einer Dekompensation zur relevanten Beeinträchtigung der jeweiligen Organfunktionen, spricht man von einem „akut-auf-chronischem Leberversagen“ (ACLF). Auf ein chronisches Leberversagen (Leberzirrhose) folgt ein also akutes Organversagen.

Je mehr Organsysteme betroffen sind, desto schlechter ist die Gesamtprognose. Aktuell gibt eine keine spezifische Therapie für das ACLF, man behandelt insbesondere das auslösende Ereignis wie zum Beispiel eine Infektion oder eine Blutung. Die einzelnen Organversagen werden soweit wie möglich behandelt. So können beispielsweise bei Nierenfunktionsverlust eine Dialyse, oder bei Kreislaufversagen eine Behandlung mit kreislaufunterstützenden Medikamenten notwendig werden. Bei besonders schweren Fällen und höhergradigem ACLF sollte frühzeitig die Möglichkeit einer Lebertransplantation geprüft.

Wichtig für Patienten mit Leberzirrhose

Bei einer Leberzirrhose ist die Leber in ihrer Funktion eingeschränkt. Daher sollten Betroffene möglichen Infektionen vorbeugen. Dafür werden unter anderem Impfungen gegen Hepatitis A und B, die Impfung gegen Pneumokokken (die eine Lungenentzündung verursachen können) sowie die jährlichen Impfungen gegen Grippe (Influenza) und COVID-19 empfohlen.
Patienten mit fortgeschrittener Leberzirrhose leiden häufig an Muskelschwund (Sarkopenie), der verschiedene Ursachen haben kann. Um diesem Abbau von Muskulatur entgegenzuwirken, ist eine dem Gesundheitszustand entsprechende Ernährung (unter anderem mit einer höheren Energieaufnahme) sowie angemessenes Krafttraining sinnvoll.

Und es gibt Daten, die gezeigt haben, dass Kaffee das Risiko für die Entwicklung einer Leberzirrhose senken kann. Um diese Wirkung zu erreichen, sollen möglichst mindestens vier Tassen Kaffee pro Tag getrunken werden. Das gilt insbesondere für Filter- und Instantkaffee.

Der Leberzellkrebs

Der Leberzellkrebs gehört zu den fünfthäufigsten Karzinomen des Mannes. In Asien ist Leberzellkrebs die dritthäufigste Todesursache bei Männern. In Europa war in den letzten zehn Jahren ein dramatischer Anstieg von Leberzellkrebs zu beobachten – unter anderem als Folge der Virushepatitis, mit der sich in den 1970er-Jahren sehr viele Menschen infizierten. Auch in Deutschland erkranken viele Menschen an Leberzellkrebs. Die Therapie hat beträchtliche Fortschritte gemacht, denn heute sind die Tumoren heilbar, wenn sie früh behandelt werden. Gestellt wird die Diagnose häufig anhand von verschiedenen bildgebenden Verfahren (Sonographie, MRT, CT) mit Kontrastmitteln, da viele Le-

!

Da der Leberzellkrebs keine Frühsymptome zeigt, wird er oft zu spät entdeckt.

bertumore besondere Durchblutungsmuster aufweisen. Die Untersuchung auf Lebertumore beinhaltet zusätzlich die Bestimmung von Tumormarkern im Blut (unter anderem Alpha-1-Fetoprotein, AFP) und der mikroskopischen Untersuchung von Zellen, die mit einer dünnen Nadel aus dem verdächtigen Leberknoten entnommen werden.

Das Leberzellkarzinom (Hepatozelluläres Karzinom, HCC) ist eine bösartige Erkrankung, die sich direkt aus den Leberzellen entwickelt, meist auf Basis einer Leberzirrhose. Die Leber kann aber auch von einem Krebs in anderen Organen befallen werden, der Metastasen ausstreut. Auch die Gallengänge können von einem bösartigen Tumor (Cholangiozelluläres Karzinom, CCC) befallen werden. Nicht jeder Lebertumor ist bösartig; Tumor heißt erstmal nur Schwellung oder Geschwulst. Es gibt auch gutartige Lebertumoren wie Zysten, Adenome, Fokal Noduläre Hyperplasien (FNH) oder Blutschwämmchen (Hämangiome).

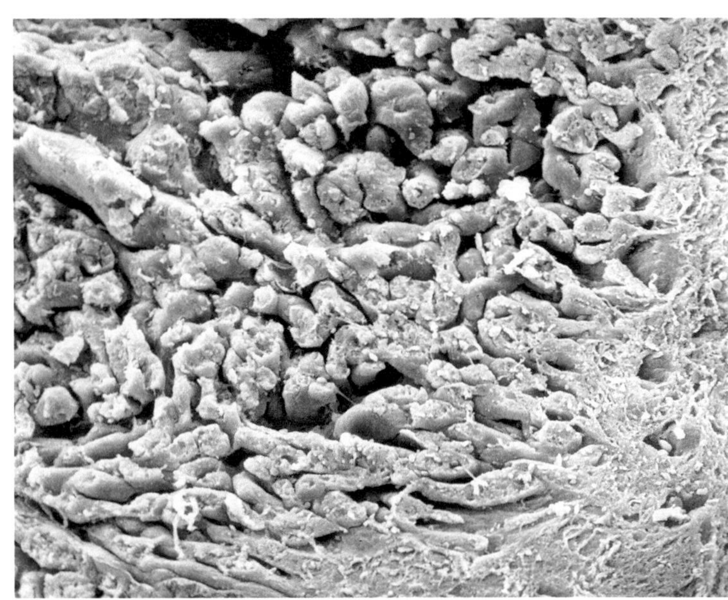

Leberzellkrebs (HCC): Beim Leberzellkrebs hat sich die Gewebsstruktur vollständig geändert. Die wuchernden Zellkomplexe treten hier als deutlich erkennbare Bälkchen oder Haufen auf. Die Gefäßräume sind eng. (Rasterelektronenmikroskopaufnahme: Franz-Josef Vonnahme, Hameln)

Bei bösartigen Tumoren kann man im Frühstadium einen Teil der Leber mit einem „Sicherheitsabstand“ entfernen (Leberteilresektion). Bei nicht zirrhotischen Lebern können bis zu 80 Prozent der Leber operativ entfernt werden, das Organ wächst wieder nach.

Im Spätstadium gibt es viele Therapieoptionen, die zwar nicht zur Heilung führen, jedoch das Leben verlängern können. Sind nur wenige Tumorknoten vorhanden, kommen sogenannte lokalablative Verfahren zum Einsatz. Hierbei wird eine spezielle Nadel in den Knoten gesteckt und der Tumor mittels elektrischem Strom (Radiofrequenzablation, RFA), Mikrowellenenergie (Mikrowellenablation, MWA) oder Hochspannungsimpulsen (irreversible Elektroportation, IRE) zerstört.

!

Bei nicht zirrhotischen Lebern kann man bis zu 80 Prozent der befallenen Leber entfernen, das Organ wächst wieder nach.

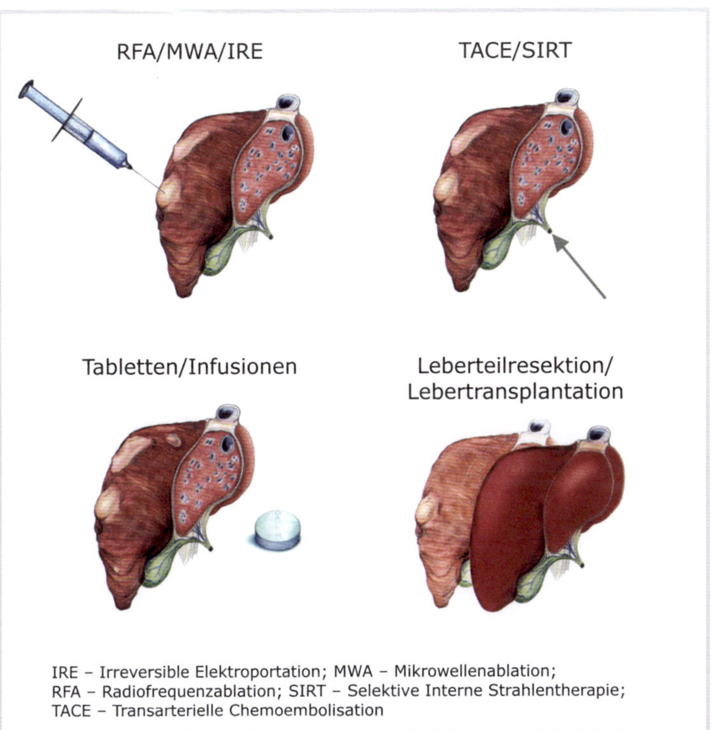

Mögliche Therapien des Leberzellkrebses.

Die Immuntherapie steigert die Aktivität der „guten" T-(Killer-) Zellen gegen Krebszellen. Dabei handelt es sich unter anderem um Antikörper gegen PD-1, PDL-1 oder CTLA-4

Die transarterielle Chemoembolisation (TACE) ist bei mehreren über die ganze Leber verteilten Tumoren als Therapie geeignet. Über die Leberarterie wird ein Katheter bis in die Gefäße vorgeschoben, die für die Versorgung des Lebertumors zuständig sind. Der Tumor wird somit „vergiftet" und von seiner Gefäßversorgung abgeschnitten.

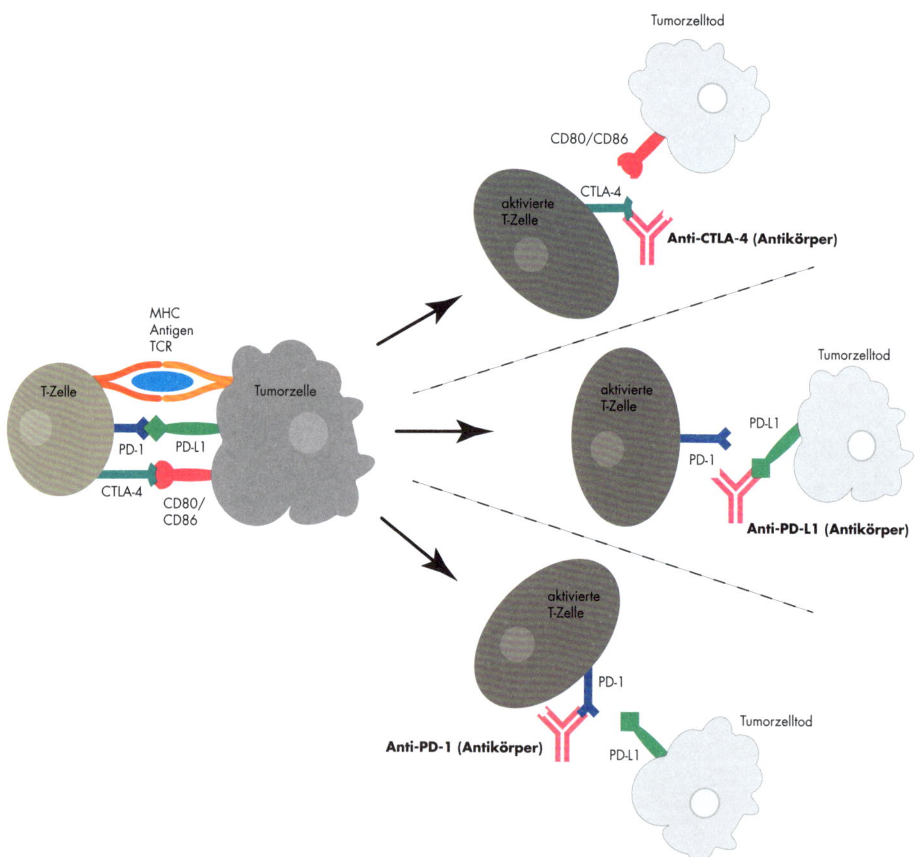

CTLA-4 – cytotoxic T-lymphocyte-associated Protein 4; MHC – Haupthistokompatibilitätskomplex; PD-1: programmed cell death-Protein 1; PD-L1: PD-Ligand 1; TCR – T-Zell-Rezeptor

Auch wenn eine vollständige Heilung nicht möglich ist, kann man mit dieser Methode ein Wachstum des Tumors zum Teil über mehrere Jahre hinweg verhindern. Nach einem ähnlichen Prinzip funktioniert die Selektive Interne Strahlentherapie (SIRT), bei der mit einem Betastrahler beladene Kügelchen in die tumorversorgenden Gefäße gegeben werden.

An einigen Krankenhäusern weltweit wird auch eine Chemosaturation angeboten, bei der ein Chemotherapeutikum in die Leberschlagader gegeben wird und damit insbesondere den Tumor erreicht, der dadurch im Wachstum gehemmt wird. Nachdem das Chemotherapeutikum die Leber durchströmt hat, wird es gleich wieder durch einen speziellen Filter aus der Zirkulation entfernt. Dadurch lassen sich die typischen Nebenwirkungen einer Chemotherapie reduzieren.

Sorafenib war das erste moderne Chemotherapeutikum, das die Lebenserwartung beim Leberzellkrebs (HCC) verlängern konnte. Mittlerweile gibt es weitere Substanzen in Tablettenform (Lenvatinib, Regorafinib, Cabozantinib, Ramucirumab), die zur Behandlung in Frage kommen. Außerdem zeigten zuletzt vor allem Immuntherapien (unter anderem Atezolizumab + Bevacizumab), die als Infusionen verabreicht werden, große Therapieerfolge. Somit stehen nun eine ganze Reihe von Therapien auch für Patienten mit fortgeschrittenen Tumoren zur Verfügung. Weitere Substanzen sind in der klinischen Prüfung.

Alle erwähnten Verfahren können miteinander verbunden werden. Optimale Kombinationen werden aktuell in Studien erprobt.

Die letzte Möglichkeit für die Patienten besteht dann in einer Lebertransplantation (siehe Kapitel „Die Lebertransplantation“). Ist der Krebs noch nicht zu weit fortgeschritten, kann durch die Transplantation eine Heilung erreicht werden. Bei großen Tumoren oder wenn der Krebs gestreut hat, ist eine Lebertransplantation nicht mehr möglich.

!

Die Lebertransplantation ist oft die einzige Therapiemöglichkeit, die zur vollständigen Heilung führen kann.

Das Gallengangskarzinom

!

In der letzten Zeit haben sich die Behandlungsmöglichkeiten verbessert.

Wenn die Gallenwege immer wieder oder sehr lange entzündet sind, kann es zur Entstehung eines Gallengangkarzinoms (Cholangiozelluläres Karzinom/CCA) kommen. Es handelt sich hierbei insgesamt um einen seltenen Tumor (etwa 7.000 Neuerkrankungen in Deutschland pro Jahr), wobei die Häufigkeit in den letzten Jahren angestiegen ist.

Der Tumor kann entweder die Gallenwege innerhalb der Leber („intrahepatisches CCA") oder die Gallenwege außerhalb der Leber („extrahepatisches CCA") betreffen. Die Heilungschancen sind derzeit leider schlecht, allerdings haben sich in den letzten Jah-

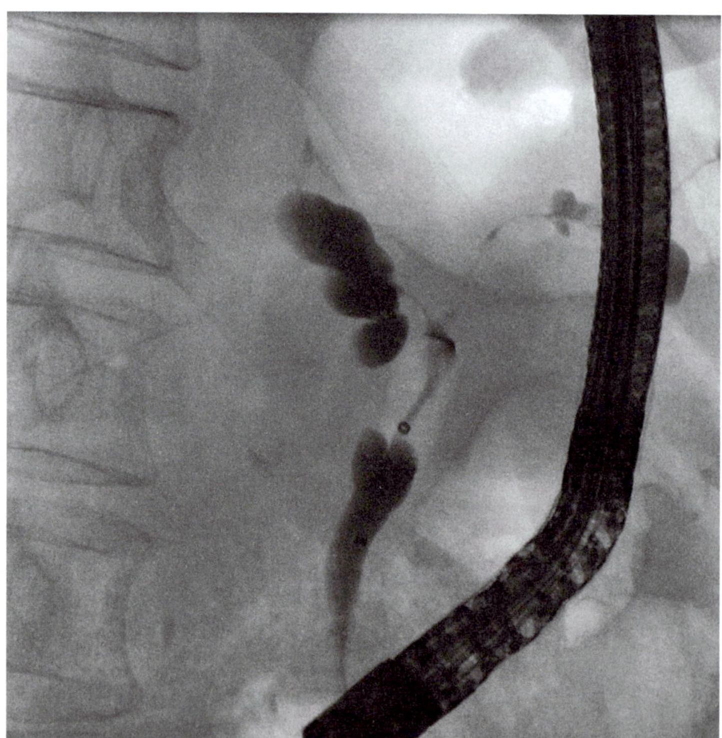

ERCP-Darstellung: Klassisches Gallengangskarzinom in Höhe der Hepaticusgabel mit Infiltration intrahepatischen Gallenwege.

ren die therapeutischen Optionen insgesamt deutlich erweitert. In frühen Stadien kann der Tumor durch eine Operation komplett entfernt und durch eine anschließende Chemotherapie die Chancen auf eine Heilung erhöht werden. Häufig wird dieser Tumor jedoch erst spät entdeckt, sodass eine Operation keine Therapiemöglichkeit mehr darstellt. In diesen Fällen kann man mit einer Chemotherapie in Kombination mit einer Immuntherapie und/oder mit der Einlage von Stents („Gefäßstützen") in die Gallenwege unter Umständen eine Verlängerung der Lebenserwartung und eine Verbesserung der Lebensqualität erzielen. Die derzeitige Standardtherapie für ein fortgeschrittenes Gallengangskarzinom besteht in einer Kombination einer Immuntherapie (siehe oben, HCC) mit einer Chemotherapie.

Bei einigen Patienten mit Gallengangskarzinomen liegen tumorgenetische Veränderungen (zum Beispiel FGFR2-Fusionen, IDH1- und BRAF-Mutationen) vor, sodass gezielte molekulare Therapien möglich sind. Es ist daher sinnvoll, eine weiterführende Untersuchung (Panelsequenzierung) des Tumorgewebes durchzuführen. Einige zielgerichtete Therapien sind bereits zugelassen.

Andere, ebenfalls wirksame Therapieoptionen, sind noch nicht zugelassen und daher nur im Rahmen klinischer Studien oder nach Sonderantrag für eine Kostenübernahme bei der zuständigen Krankenkasse erhältlich. In Einzelfällen kommen auch lokale Therapieverfahren wie eine selektive interne Strahlentherapie (SIRT), eine Bestrahlung oder eine transarterielle Chemoembolisation (TACE) in Frage. Letztlich werden die Therapien individuell für jeden Patienten in einem interdisziplinären Tumorboard festgelegt.

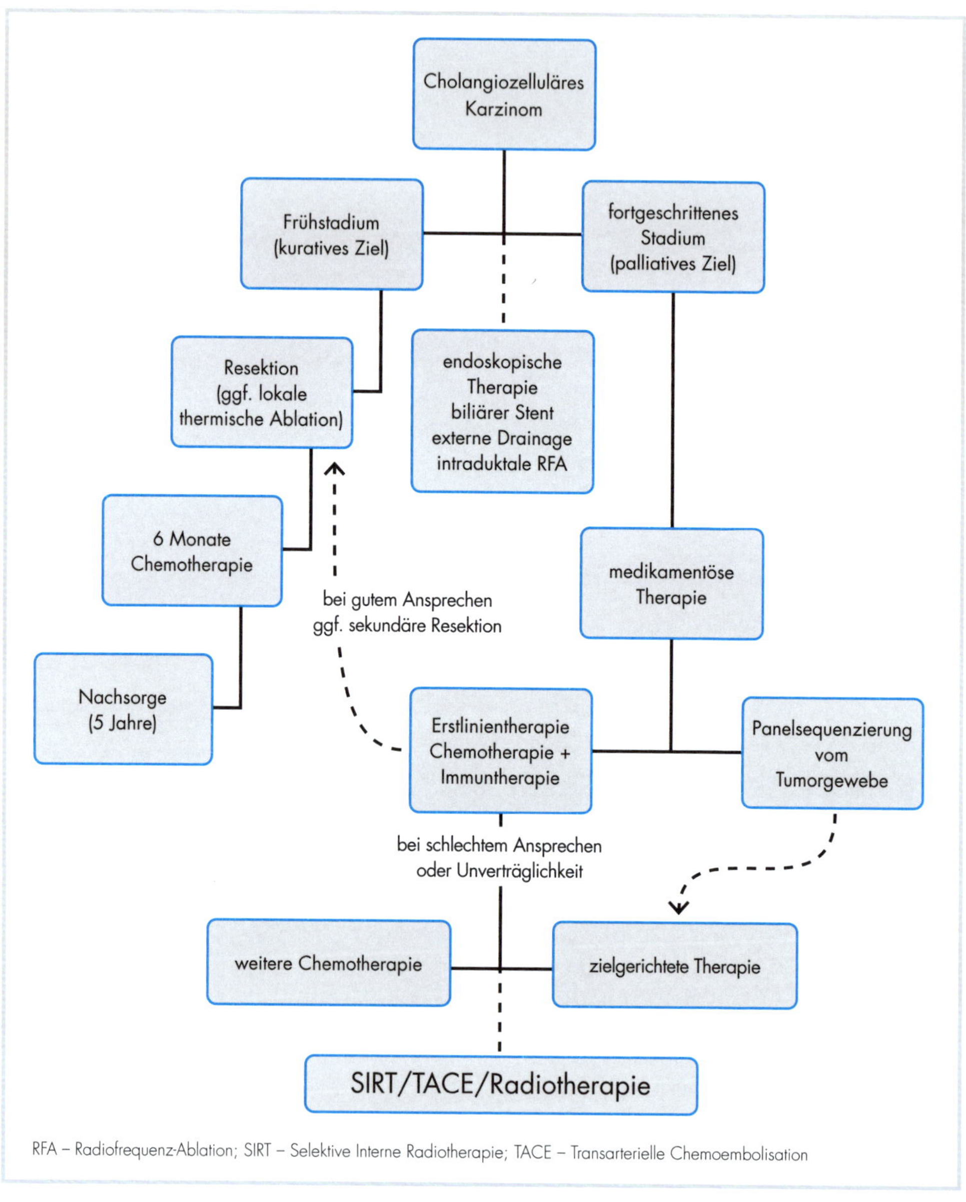

Therapieschema des Cholangiozellulären Karzinoms (CCA)

WAS MACHT MEINE LEBER KRANK? WAS KANN MAN DAGEGEN TUN?

Wer auf sein Gewicht achtet, wer sich gesünder ernährt, wer seinen Alkoholkonsum kontrolliert und wer etwas für seine körperliche Fitness tut, der hat gute Chancen auf Heilung einer Lebererkrankung. Selbst vergrößerte Lebern gehen nach wenigen Wochen bis Monaten eines bewusst gesunden Lebens wieder auf Normalmaß zurück.

Die Vielzahl der Lebererkrankungen lässt sich grob in folgende Sektoren unterteilen:

- Fettlebererkrankungen (steatotische Lebererkrankungen)
- Leberentzündung infolge einer Virusinfektion (Virushepatitis)
- Speicherkrankheiten
- Autoimmunerkrankungen der Leber
- Gallenwegserkrankungen
- Gefäßerkrankungen der Leber (vaskuläre Erkrankungen)
- Erkrankungen aufgrund von Giften/Medikamenten
- Gallensteine

Steatotische Lebererkrankung oder kurz Fettleber

!

Es lohnt sich immer, den Alkoholkonsum zu reduzieren, in jedem Stadium – es gibt kein „zu spät".

Bei der steatotischen Lebererkrankung, SLD, wird zwischen der metabolisch bedingten und der alkoholischen unterschieden. Das Rezept, diese Fettleber wieder loszuwerden und die Gefahr auszuschalten, dass sich die Leber entzündet, ist denkbar simpel. Wir können es nicht oft genug sagen: Wer auf sein Gewicht achtet, wer sich gesünder ernährt, wer seinen Alkoholkonsum kontrolliert und wer etwas für seine körperliche Fitness tut, hat gute Chancen. Die Leber ist ein „dankbares" Organ. Selbst mächtig aufgequollene Lebern gehen nach wenigen Wochen bis Monaten eines bewusst gesunden Lebens wieder auf Normalmaß zurück.

Die metabolischen dysfunktions-assoziierten steatotischen Lebererkrankungen, MASLD, umfassen ein breites Spektrum von Leberschäden, das von gutartigen Leberfettablagerungen ohne Entzündungen bis hin zu Leberfibrose (also Vernarbungen) und Leberzellkrebs (dem HCC) reicht. Während die einfache Verfettung oder auch einfache Lebersteatose noch relativ harmlos ist, liegen bei einer MASH, metabolisch assoziierten Steatohepatitis, entzündliche Veränderungen der Leberzellen und beginnende Ablagerungen von narbigen Fasern vor. Durch Laborwerte, bildgebende Verfahren (Ultraschall) und eventuell eine Leberprobe können Leberspezialisten diese Stadien unterscheiden. Während sich bei den meisten Lebererkrankungen ein HCC aus der Leberzirrhose entwickelt, muss dies bei der Fettleber nicht der Fall sein. Bei fast 50 Prozent der Fettleber-bedingten Krebsfälle litten die Patienten vorher offensichtlich nicht an einer Leberzirrhose, sondern lediglich an einer MASH.

Ein paar grundlegende Änderungen im Lebensstil lohnen sich. Immerhin weisen rund 75 Prozent aller Übergewichtigen und jeder zweite Diabetiker eine Fettleber auf. Die Ursache von Diabetes und Fettleber ist ähnlich: In beiden Fällen ist die Insulinwirkung in den Zellen abgeschwächt.

Stark Übergewichtige sind gegenüber Normalgewichtigen einem sechsmal höheren Risiko ausgesetzt, dass ihre Fettleber am Ende in einen chronischen Schrumpfungsprozess mündet.

HM... KÖNNTEN WIR NICHT MAL SPORT TREIBEN? GESUND ESSEN? ICH WERDE SO IMMER FETTER!
AU JA! SPORT!!!
ZUPF
HÜPF!

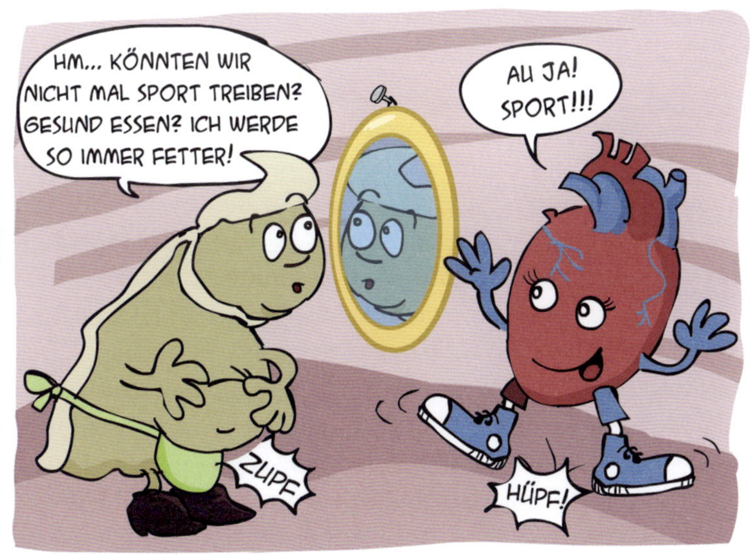

Auch die Leber profitiert von gesundem Lebenswandel.

Darüber hinaus gibt es bei diesen Patienten häufiger Übergewicht, Blutzuckerkrankheit (Diabetes mellitus), Fettstoffwechselstörungen und Gefäßverkalkung, die unter anderem zu Herzinfarkten und Schlaganfällen führen können.

Eine regelmäßige körperliche Aktivität senkt das Risiko für Fettlebererkrankungen. MASLD-Patienten sollten ein Ausdauer- und/oder Krafttraining durchführen. Weiterhin sollte die Kalorienaufnahme dem Energiebedarf angepasst werden.

Das heißt: übergewichtige (BMI $\geq$ 25 kg/m^2) oder adipöse (BMI $\geq$ 30 kg/m^2) Menschen mit Fettleber sollen eine nachhaltige Gewichtsreduktion von ca. 0,5 kg pro Woche anstreben.

Durch Ausdauerbewegung wie schnelles Spazierengehen kann die mit der Fettleber verbundene Zuckerkrankheit verhindert oder verzögert werden.

Der falsche Lebensstil ist eine der Hauptursachen für eine kranke Leber, eine zweite ist „König Alkohol“. Wie auch in anderen Kapiteln vermerkt, sind die Grenzwerte für ein gefahrloses Genießen alkoholischer Getränke sehr niedrig. Bereits bei einem durchschnittlichen Alkoholkonsum von mehr als 10 Gramm pro Tag bei Frauen und mehr als 20 Gramm pro Tag bei Männern sprechen wir (gemäß den deutschen Leitlinien) im Falle einer Fettleber von MetALD, also metabolisch und alkoholisch bedingter Fettlebererkrankung. In anderen europäischen Ländern gelten durchschnittlich 20 bzw. 30 Gramm Alkohol pro Tag als Grenzwert für eine MetALD. Daran sollte man sich bei jedem Glas erinnern. Wer spürt, dass mit seinem Trinkverhalten etwas nicht stimmt, sollte sich ärztlich beraten lassen. Übrigens: Auch Rauchen ist schlecht für die Leber! Ebenso wie hochkonzentrierter Fruchtzucker (Fruktose-Shakes), der die Ansammlungen von Fett in der Leber und somit die Leberwerte erhöht. Aber: Generell kann Kaffeekonsum aufgrund seiner positiven Wirkung auf die Leber und das Herz-Kreislaufsystem empfohlen werden.

Zusätzlich zur Änderung des Lebensstils können auch medikamentöse Therapien helfen. Diabetiker vom Typ 2 erhalten manchmal orale Antidiabetika, unter Umständen aber auch eine Insulintherapie. Bei ausgeprägtem Typ-2-Diabetes kann auch bei beginnender Fettleberzirrhose noch Metformin als orales Antidiabetikum selbst bei erhöhten Leberwerten eingesetzt werden. Auch die GLP-1-Agonisten und die SGLT2-Inhibitoren haben vorteilhafte Wirkungen auf Fettleberkrankheiten gezeigt. Im experimentellen Stadium ist die Entwicklung von Anti-Fibrose-Präparaten. Das sind Substanzen, die den Prozess der fortschreitenden Vernarbung der Leber hemmen sollen.

! Vitamin E hat einen günstigen Einfluss auf die Entzündung der verfetteten Leber.

Aktuell werden eine Vielzahl von neuen Medikamenten im Rahmen von Studien zur Behandlung der Fettleber erprobt. Erfolgreiche klinische Studien zu einigen Substanzen wurden bereits veröffentlicht. Dabei werden verschiedene Ansätze verfolgt: Mit einigen Substanzen wird die Entzündungsreaktion reduziert, andere Wirkstoffe beeinflussen direkt den Fettstoffwechsel und wieder andere Substanzen greifen in den Prozess der Lebervernarbung ein.

Versagen bei starkem Übergewicht die gewichtsreduzierenden Diäten und eine Veränderung des Lebensstils, sollte eine bariatrische Operation (wie Magenbypass oder Magenverkleinerung) in Erwägung gezogen werden.

Die wichtigste Nachricht aber ist, dass jeder Mensch das Schicksal seiner Leber selbst in die Hand nehmen kann. Schon eine Gewichtsabnahme von 5 bis 10 Prozent entlastet die Leber deutlich. Auch der Verzicht auf Rauchen und Alkohol schont die Leber. Wer meint, dass mit seinem Trinkverhalten etwas nicht stimmt, sollte sich ärztlich beraten lassen!

Neue Bezeichnungen Fettlebererkrankungen

Steatotische Lebererkrankung (Steatotic Liver Disease – SLD) umfasst alle Fettlebererkrankungen, unabhängig von deren Ursache.

Metabolische dysfunktions-assoziierte steatotische Lebererkrankungen (Metabolic Dysfunction-associated Steatotic Liver Disease – MASLD) sind Fettlebererkrankungen, die im Zusammenhang mit dem metabolischen Syndrom auftreten. Das metabolische Syndrom beschreibt eine Kombination aus metabolischen und kardiovaskulären Risikofaktoren wie (Prä-)Diabetes, Übergewicht, Bluthochdruck, erhöhte Triglyzeride und erhöhtes LDL-Cholesterin.

Metabolische dysfunktions-assoziierte Steatohepatitis (Metabolic Dysfunction-associated Steatohepatitis – MASH) ist die Bezeichnung für die entzündete Fettleber, die in Zusammenhang mit dem metabolischen Syndrom entstanden ist.

Metabolische dysfunktions-assoziierte steatotische Lebererkrankung mit erhöhtem Alkoholkonsum (MASLD and increased alcohol intake – MetALD) bezeichnet eine Fettlebererkrankung, die durch ein metabolisches Syndrom in Kombination mit erhöhtem Alkoholkonsum entstanden ist. Gemäß den deutschen Leitlinien besteht erhöhter Alkoholkonsum bei mehr als durchschnittlich 10 Gramm (bei Frauen) bzw. 20 Gramm Alkohol pro Tag (bei Männern). In anderen europäischen Ländern gelten durchschnittlich 20 bzw. 30 Gramm Alkohol pro Tag als Grenzwert.

Alkohol-assoziierte Lebererkrankung (Alcohol-related Liver Disease – ALD) ist der Begriff für eine Fettlebererkrankung, die sich aufgrund eines deutlich erhöhten Alkoholkonsums entwickelt hat.

SLD mit spezifischer Ätiologie umfasst Fettlebererkrankungen, die aufgrund von anderen besonderen Erkrankungen entstehen. Dazu gehören arzneimittelbedingte Leberschädigungen, monogenetische Erkrankungen wie Lysosomale Saure Lipase-Defizienz (LAL-D) oder Morbus Wilson und andere Erkrankungen wie zum Beispiel eine Hepatitis C-Virusinfektion oder Zöliakie.

Kryptogene SLD ist der Oberbegriff für Fettlebererkrankungen mit unbekannter Ursache, die also beispielsweise nicht durch metabolische Faktoren oder Alkoholkonsum verursacht werden.

Fünf Viren greifen an: Hepatitis A, B, C, D, E

Vielfach unterschätzt, aber extrem häufig, ist die Beeinträchtigung der Leberfunktion durch eine virale Entzündung. Ausgelöst wird die akute Virushepatitis durch mindestens fünf verschiedene Viren – die Hepatitisviren A, B, C, D und E. Hepatitis A und E werden über verunreinigte Nahrungsmittel und Schmierinfektionen übertragen – sie heilen in der Regel ohne Behandlung wieder aus. Hepatitis A und E sind Reisekrankheiten; in Ländern mit guten sanitären Einrichtungen ist die Ansteckungsgefahr gering.

!

Die akute Virushepatitis ist weltweit die häufigste Ursache von Gelbsucht und Leberversagen.

Die Hepatitisviren B, C und D werden durch direkten Kontakt mit Blut und anderen Körperflüssigkeiten übertragen, wenn diese die Haut oder Schleimhaut durchdringen. Dies kann bei sexuellen Kontakten oder intravenösem Drogengebrauch geschehen. Eine Ursache können auch Blutübertragungen sein, die vor 1990 erfolgten. Aktuell wird jedes Blutprodukt direkt auf Hepatitisviren getestet, womit praktisch keine Übertragung von Hepatitisviren durch Blutprodukte in Deutschland möglich ist.

Seit dem 1. Oktober 2021 können gesetzlich Versicherte ab 35 Jahren einmalig einen kostenfreien Test auf die Viruserkrankungen Hepatitis B und Hepatitis C als Bestandteil der „Gesundheitsuntersuchung" (vormals „Check-up 35") in Anspruch nehmen. Die dafür entnommene Blutprobe wird zunächst auf das HBs-Antigen und auf HCV-Antikörper untersucht. Bei einem positiven Befund wird dieselbe Blutprobe auf HBV-DNA bzw. auf HCV-RNA zum Nachweis einer aktiven Infektion mit dem jeweiligen Hepatitis-Virus getestet.

Hepatitis A

!

Die Erkrankung heilt in der Regel von selbst aus. Eine spezielle Behandlung ist nicht notwendig.

Die Hepatitis A ist eine Virusinfektion der Leber, die durch das Hepatitis-A-Virus hervorgerufen wird. Das Virus wird fäkal-oral übertragen, das heißt entweder über direkten Kontakt mit Infizierten oder über verunreinigte Nahrungsmittel. Die Infektion mit dem Hepatitis-A-Virus kann eine akute Hepatitis hervorrufen, die nur in äußerst seltenen Fällen zu einem akuten Leberversagen führen kann. Dies wird dann oft bei älteren Menschen beobachtet.

Die Hepatitis A gilt als Reisekrankheit, die Gefahr einer Infektion besteht vor allem in Ländern mit geringen Hygienestandards, in denen eine Hepatitis A häufig vorkommt. Für Menschen, die eine Reise in diese Gebiete planen, die in medizinischen Berufen arbeiten oder aus anderen Gründen ein höheres Risiko haben, sich mit Hepatitis A anzustecken, besteht die Möglichkeit einer Impfung. Diese hat praktisch keine Nebenwirkungen und bietet einen lebenslangen Schutz gegen eine Infektion mit dem Hepatitis-A-Virus.

Hepatitis B

!

Die chronische Hepatitis B ist enorm gefährlich, sie führt oft zu Leberzirrhose oder Leberzellkrebs.

Weltweit gibt es rund 250 Millionen Träger des Hepatitis-B-Virus. In Deutschland tragen wahrscheinlich etwa 250 000 bis 300 000 Menschen den Hepatitis-B-Virus in sich, jährlich werden mehrere Tausend Neuinfektionen gemeldet. Die Ansteckungsgefahr bei der Hepatitis-B-Virusinfektion ist sehr hoch, doch es steht eine effektive Impfung zur Verfügung.

Die Behandlung der chronischen Hepatitis B hat in den letzten 30 Jahren sehr große Fortschritte gemacht. Es stehen mehrere Medikamente in Tablettenform zur Verfügung, die die Virusvermehrung sehr effektiv eindämmen. Mit der Einnahme einer Tablette täglich kann der Patient ganz gut leben, da diese Medikamente so gut wie keine Nebenwirkungen haben und praktisch immer wirken. Allerdings ist eine regelmäßige Tabletteneinnahme unbedingt erforderlich.

Grundsätzlich ist die Entwicklung von Medikamenten gegen das Hepatitis-B-Virus einer der größten Erfolge in der Bekämpfung von Lebererkrankungen überhaupt. Während Ende der 1990er-Jahre die meisten Patienten mit fortgeschrittener Hepatitis B verstorben sind, können heute fast alle Patienten erfolgreich behandelt werden. Dadurch ist der Anteil der Hepatitis-B-Patienten mit einer Transplantation in den letzten Jahren stark zurückgegangen.

Bei den meisten Patienten ist eine lebenslange Therapie angezeigt; bei einigen ausgewählten Patienten kann die Behandlung nach einigen Jahren beendet werden.

Auf Hepatitis B untersucht werden sollten in jedem Fall Neugeborene von Müttern mit einer Hepatitis-B-Virusinfektion, Migranten, Homosexuelle, Geschlechtspartner von Personen mit einer Hepatitis-B-Virusinfektion und Drogengebraucher. Beim ungeschützten Geschlechtsverkehr ist das Hepatitis-B-Virus extrem infektiös. Die Hepatitis B ist somit auch als sexuell übertragbare Erkrankung oder „Geschlechtskrankheit" anzusehen. Nicht

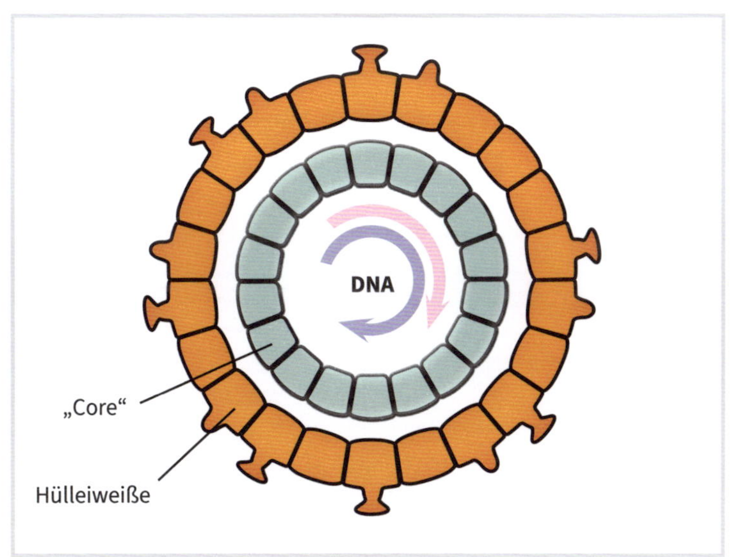

Modell eines Hepatitis-B-Virus.

geimpfte Menschen sollten daher Kondome beim Geschlechtsverkehr benutzen, um eine Infektion zu vermeiden. Insgesamt hatten schon rund zwei Milliarden Menschen, also ein erheblicher Teil der Weltbevölkerung, Kontakt mit Hepatitis B.

Das Hepatitis-B-Virus ist so alt wie der Mensch

Das Hepatitis-B-Virus (HBV) ist ein sehr altes Virus, das wahrscheinlich bereits seit vielen tausend Jahren Menschen infiziert. Wissenschaftler konnten durch einen Vergleich von heutigen Hepatitis-B-Viren und Viren, die in Mumien gefunden wurden, die natürliche Veränderung des Virus berechnen.

Daraus kann man schließen, dass das Hepatitis-B-Virus mit hoher Wahrscheinlichkeit bereits von Menschen getragen wurde, die vor zehntausenden von Jahren Afrika verlassen haben. Mensch und Virus haben sich im Laufe dieser Zeit aneinander angepasst. So übertragen unbehandelte junge Mütter in fast allen Fällen das Virus auf Neugeborene, ohne dass Kinder und junge Erwachsene krank werden. Symptome und Komplikationen der Hepatitis B entwickeln sich erst mit fortgeschrittenem Alter über 30 Jahre, wenn eine erneute Übertragung des Virus auf Kinder bereits stattgefunden hat.

Bei Neugeborenen und Kindern tragen bestimmte Eiweiße des Virus dazu bei, dass das menschliche Immunsystem die Viren nicht aus dem Körper entfernt.

Umgekehrt haben Arbeiten gezeigt, dass Neugeborene durch die HBV-Infektion vielleicht sogar einen Vorteil haben, indem Bakterien-Infektionen von HBV-infizierten Kindern besser bekämpft werden können.

Hepatitis C

Mit dem Hepatitis-C-Virus sind weltweit bis zu 100 Millionen Menschen infiziert; allein in Deutschland sind wahrscheinlich bis knapp 200 000 Menschen betroffen. Gegen das Hepatitis-C-Virus existiert keine Impfung, ein Impfstoff ist in absehbarer Zeit auch nicht zu erwarten.

Eine Infektion mit dem Hepatitis-C-Virus heilt nur in etwa 10 bis 50 Prozent der Fälle von selbst, also ohne eine spezielle Behandlung, aus. In 50 bis 90 Prozent kommt es hingegen zu einer chronischen, dauerhaften Infektion.

Die chronische Hepatitis C kann nach Jahrzehnten in vielen Fällen zur einer Leberzirrhose und zur Entstehung von Leberzellkarzinomen führten. Sie war früher eine der häufigsten Ursachen für Lebertransplantationen in Europa.

Erste Versuche, die Hepatitis-C-Virusinfektion zu behandeln, gab es bereits Mitte der 1980er-Jahre – damals wurde diese noch als Non-A-Non-B-Hepatitis bezeichnet. Nach der Entdeckung des Hepatitis-C-Virus 1988/1989 stellte man fest, dass Interferone zur Behandlung geeignet sind.

!

Die chronische Hepatitis C hat früher bei vielen Patienten zu einer Leberzirrhose und dann zum Leberzellkrebs geführt.

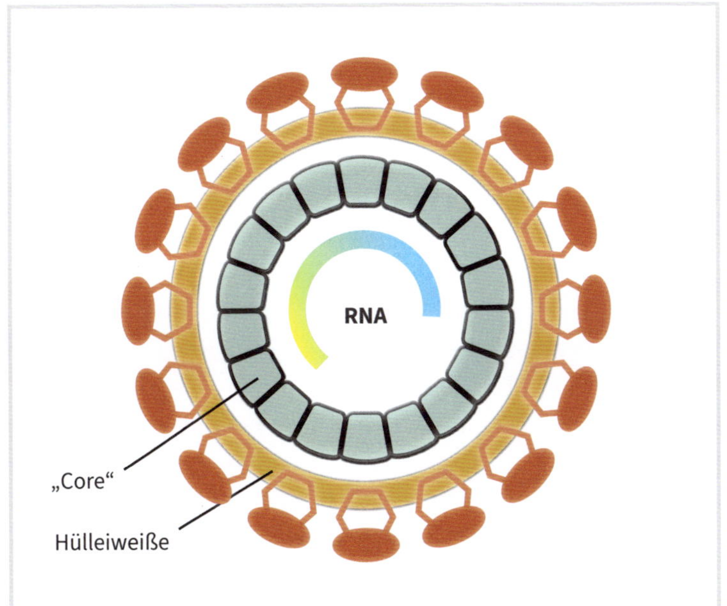

Modell eines Hepatitis-C-Virus.

Therapie der Hepatitis C

Daraufhin wurden Interferone in den 1990er-Jahren zur Therapie der chronischen Hepatitis C zugelassen. Mittlerweile müssen diese nicht mehr eingesetzt werden.

!

Mit den neuen Hepatitis-C-Therapien können fast alle Patienten geheilt werden.

Seit 2014 stehen neue Therapien zur Verfügung. Diese neuen Therapien, die nicht mehr auf den Einsatz von Interferonen angewiesen sind, wurden nach 15 Jahren intensiver Forschung, an der auch viele Wissenschaftler aus Deutschland beteiligt waren, zugelassen. Es handelt sich dabei um „direkt-antivirale Substanzen", die als Tabletten einmal täglich eingenommen werden und sehr spezifisch einzelne Schritte im Lebenszyklus des Hepatitis-C-Virus (HCV) hemmen. Mit diesen Therapien ist eine Behandlung über acht oder zwölf Wochen notwendig. Die Verträglichkeit der Medikamente ist ausgezeichnet, es gibt praktisch keine relevanten Nebenwirkungen. Grundsätzlich kann die Hepatitis C mit diesen Behandlungen in fast allen Fällen geheilt werden. Von großer Bedeutung ist, dass es sich wirklich um komplette Ausheilungen handelt und es zu keinen Spätrückfällen kommt. Die Leberleistung verbessert sich bei erfolgreich behandelten Patienten in den meisten Fällen, wie zum Beispiel Daten aus dem Deutschen Hepatitis C-Register zeigen. Hier werden Daten von knapp 20 000 Patienten mit einer Hepatitis C ausgewertet. Für die wenigen Patienten, bei denen die erste Therapie mit einem direkt-antiviral wirkendem Medikament versagt, gibt es die Möglichkeit einer erneuten Therapie mit einer Kombination aus mehreren direkt-antiviral wirkenden Substanzen.

!

Das Deutsche Hepatitis C-Register ist weltweit eines der größten Register zu dieser Erkrankung.

Da sehr gute Medikamente zur Behandlung der Hepatitis C zur Verfügung stehen, ist es wichtig, alle Patienten zu erkennen, die eine Therapie benötigen. Eine Ausheilung der Hepatitis C kann Leben retten. Studien aus verschiedenen Ländern haben eindrucksvoll gezeigt, dass durch eine Heilung der Hepatitis C das Risiko für Leberversagen und Leberzellkrebs drastisch reduziert wird. In Deutschland müssen kaum noch Menschen aufgrund der

Folgeerkrankungen einer Hepatitis C transplantiert werden. Diese Organe stehen somit Menschen mit anderen Lebererkrankungen zur Verfügung. Auch das Risiko für eine Übertragung des Virus auf andere Personen kann mit einer erfolgreichen Therapie ausgelöscht werden.

An Hepatitis C Erkrankte haben bisweilen mit Stigmatisierung zu kämpfen. Gerade der Hepatitis C haftet das Vorurteil an, jeder Patient habe eine Drogenvergangenheit. Dabei wurde eine große Gruppe von Betroffenen vor 1990 über Blutkonserven infiziert. Der weitaus größte Teil der Patienten kann sich nicht mehr an die Ursache erinnern. War es die Blutsbrüderschaft zu Schulzeiten, die Tätowierung im Urlaub, eine Operation? Natürlich leiden auch Drogengebraucher an Hepatitis C. Hepatitis C ist im Alltag kaum ansteckend, wenige Vorsichtsmaßnahmen gegen Blutkontakte reichen aus, um eine Übertragung zu verhindern. Beim ungeschützten Geschlechtsverkehr ist eine Übertragung des Virus sehr unwahrscheinlich. Dennoch ist ein Schutz durch Kondome sinnvoll.

!

Nicht jeder an Hepatitis C Erkrankte war oder ist Drogengebraucher.

Hepatitis D

Die chronische Hepatitis D ist die Virushepatitis mit den schwerwiegendsten Folgen. Mit dem Virus sind weltweit zwischen zehn und 19 Millionen Menschen infiziert, in Deutschland rechnet man mit ca. 10 000 bis 20 000 Betroffenen. Eine Hepatitis-D-Virusinfektion kommt nur zusammen mit einer Hepatitis-B-Virusinfektion vor, da das Virus das Hepatitis-B-Virus zur Vermehrung braucht. Die Behandlung der Hepatitis D ist sehr schwierig. Medikamente gegen Hepatitis B wirken nicht gegen Hepatitis D. Mit Interferonen kann nur bei etwa einem Viertel der Patienten das Virus dauerhaft unterdrückt werden. Die weltweit größten Studien zur Behandlung der Hepatitis D mit Interferonen wurden im HepNet Study-House der Deutschen Leberstiftung durchgeführt. Seit Sommer 2020 ist der Virus-Eintrittshemmer Bulevirtid zur Behandlung der chronischen Hepatitis D zugelassen. Damit kann bei

!

Für die Hepatitis D steht ein neues Medikament zur Verfügung.

Modell eines Hepatitis-D-Virus.

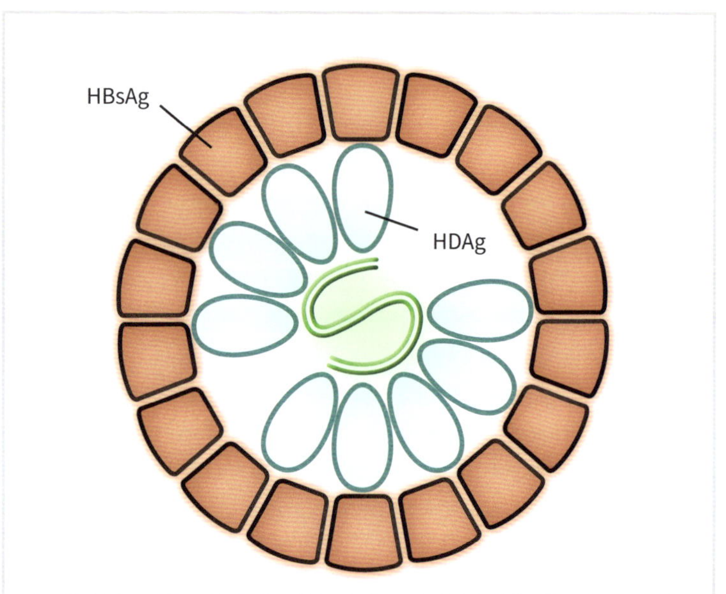

der überwiegenden Mehrzahl der Patienten eine Verbesserung der Leberwerte und eine Verringerung der Viruslast erreicht werden. Unklar ist derzeit, wie lange die Patienten mit Bulevirtid therapiert werden müssen und für welche Patienten eine Kombination mit Interferonen anzuraten ist. Weitere neue Therapieansätze befinden sich zurzeit in der klinischen Erprobung.

Hepatitis E

!

Hepatitis E kann durch Tiere übertragen werden.

In Deutschland infizieren sich jedes Jahr mindestens 400 000 Menschen mit dem Hepatitis-E-Virus. In den meisten Fällen erfolgt die Übertragung durch den Verzehr von Schweinefleisch oder Wildbret. Man spricht dann von einer Zoonose. Die Hepatitis E verläuft bei den meisten Menschen ohne starke Symptome und heilt spontan aus. Schwere akute Infektionen können bei Patienten mit anderen Lebererkrankungen auftreten und zu einem akuten Leberversagen führen. Einige Betroffene können neurologische Symptome entwickeln. Dazu gehören Nervenlähmungen und Schmerzen. Nervenlähmungen in der Schulter sind häufig auf eine Hepatitis E zurückzuführen. Die Hepatitis E ist besonders für Menschen mit einem eingeschränkten Immunsystem ein Problem. Bei ihnen kann die Hepatitis E chronisch verlaufen. Das ist zum Beispiel wichtig für Patienten nach Organtransplantation.

Die chronische Hepatitis E kann mit Ribavirin behandelt werden. Allerdings können damit nicht alle Patienten geheilt werden. Alternative Therapiemöglichkeiten werden aktuell erforscht.

Wenn das Immunsystem Amok läuft

In seltenen Fällen wendet sich das Immunsystem gegen körpereigene Strukturen und erkennt diese nicht als „körpereigen“, sondern als „körperfremd“. In der Folge bekämpft das Immunsystem diese Strukturen. Für die Leber sind vier derartige Erkrankungen bekannt. Dies sind zum einen die Autoimmunhepatitis (AIH) und zum anderen die primär biliäre Cholangitis (PBC, früher primär biliäre Zirrhose genannt), die primär sklerosierende Cholangitis (PSC) und die IgG4-assoziierte Cholangitis (IAC). Sowohl von der AIH als auch von der PBC sind überwiegend Frauen betroffen, während die PSC und die IgG-4 assoziierte Cholangitis häufiger bei Männern als bei Frauen vorkommen

Bei der Autoimmunhepatitis (AIH) werden die Leberzellen als „körperfremd“ vom Immunsystem angesehen. Die Folge ist eine chronische Entzündung der Leber. Die Symptome einer AIH sind die gleichen wie bei einer akuten beziehungsweise chronischen Hepatitis. Im Blut lassen sich erhöhte Leberwerte sowie Antikörper, die gegen Leberzellen gerichtet sind, feststellen. In den meisten Fällen ist eine Gewebeprobe der Leber für die Diagnose notwendig. Infolge der chronischen Entzündung der Leber kommt es zu einem fortschreitendem bindegewebigen Umbau (Fibrose), der unbehan-

!

Die frühzeitige Diagnose der Autoimmunhepatitis (AIH) ist sehr wichtig.

delt in einer Zirrhose endet. Eine frühzeitige Diagnose ist daher unerlässlich, denn ein schneller Therapiebeginn kann eine dauerhafte Leberschädigung verhindern. Nach der Diagnosestellung wird das Immunsystem mithilfe von Medikamenten gedämpft, sodass die Leber nicht weiter geschädigt wird. Eine Therapie mit Kortison ist häufig der erste Schritt, um das entfesselte Immunsystem wieder in den Griff zu bekommen, während Medikamente wie Azathioprin und Mycophenolat zu einer langfristigen Eindämmung der Erkrankung beitragen (Remission). Bei einer früh diagnostizierten und „gut eingestellten" AIH können eine normale Lebenserwartung und gute Lebensqualität ohne nennenswerte körperliche Einschränkung erreicht werden.

Während die AIH Leberzellen angreift, leiden Patienten mit einer PBC und PSC vornehmlich an einer Entzündung der Gallenwege. Bei der PBC wie auch bei der PSC gibt es keine ursächliche Therapie, die eine Heilung erreichen kann. Allerdings gibt es Medikamente, die den Krankheitsverlauf positiv beeinflussen können. Bei der PBC stehen Veränderungen der kleinen Gallenwege im Vordergrund. Eine Therapie mit der Gallensäure Ursodeoxycholsäure kann zu einer deutlichen Verbesserung der Beschwerden und zu einer Verlangsamung des Fortschreitens der Lebererkrankung führen. Führt Ursodeoxycholsäure allein zu keinem ausreichenden Erfolg, stehen mittlerweile zusätzliche Präparate zur Verfügung. Die Zulassung weiterer Substanzen ist zu erwarten.

Bei der primär sklerosierenden Cholangitis (PSC) werden die kleinen und/oder größeren Gallenwege innerhalb und außerhalb der Leber zerstört. Durch das Voranschreiten der entzündlichen Veränderungen der Gallenwege kommt es zu einem Umbau des Lebergewebes mit Entwicklung einer Leberzirrhose. Die Patienten haben zudem ein hohes Risiko, einen Krebs der Gallengänge oder der Gallenblase zu entwickeln. Den Betroffenen geht es oft lange sehr gut, bevor sie typische Anzeichen eines Gallenstaus entwickeln. Für die Entstehung der PSC spielt vermutlich die sogenann-

te Darm-Leber-Achse eine große Rolle. So treten mit der PSC gehäuft chronisch entzündliche Darmerkrankung wie die Colitis ulcerosa auf und umgekehrt.
Zur Verbesserung der Symptome und des Krankheitsverlaufs kann bei der PSC (wie bei der PBC), die Behandlung mit Gallensäuren erfolgen. So gehört die Ursodesoxycholsäure zur etablierten Therapie der PSC. Auch für die PSC werden neue Therapieansätze in klinischen Studien getestet. Bis diese zur Verfügung stehen, bleibt die Lebertransplantation die einzige Option, die Erkrankung „zu heilen". Gallensäuren beeinflussen neben der Aufnahme von Fetten auch die Aufnahme von fettlöslichen Vitaminen und spielen ebenfalls eine Rolle bei Entzündungsprozesse. Bei der PSC und PBC kommt es häufig zu einem Nährstoff- und Vitaminmangel, insbesondere der fettlöslichen Vitamine. Eine gesunde und ausgewogene Ernährung ist daher auch hier essentiell. Während die Diagnose der PSC durch bildgebende Verfahren und laborchemische Tests erfolgt, besteht die Therapie der PSC vor allem in der endoskopischen Behandlung von Engstellen der Gallenwege. Durch die ERCP (endoskopisch retrograde Cholangiopankreatikographie) kann eine Aufdehnung von Engstellen im Bereich der Gallenwege erfolgen und so eine Verbesserung des Galleabflusses erreicht werden.

Die IgG4-assoziierte Cholangitis (IAC) ist eine Entzündung der Gallenwege, die zu einer chronischen Vernarbung der Gallengänge führt. Hiervon sind insbesondere ältere Menschen, vorwiegend Männer, betroffen. Sie nimmt eine Sonderstellung ein, weil bei dieser Erkrankung auch die Bauchspeicheldrüse, die Schilddrüse, Gefäße, die Nieren und andere Organe betroffen sein können. Verursacht wird sie durch sogenannte IgG4-Antikörper. Die Behandlung der IAC besteht in einer Immunsuppression, in der Regel zunächst mit Kortison-Präparaten.

Wie Entzündungen Gallengänge schädigen können.

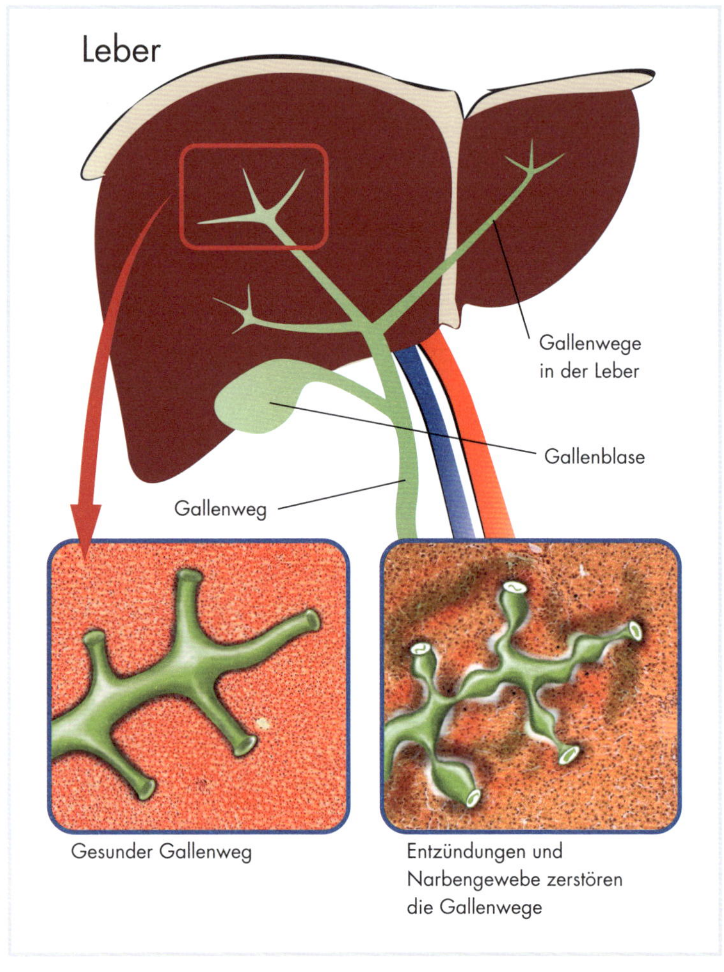

Medikamenteninduzierte Leberschäden

Die Leber ist als zentrales Organ des Stoffwechsels am Um- und Abbau vieler Medikamente beteiligt. Einige können das Organ dabei schädigen – es kommt zu medikamenteninduzierten Leberschäden. Die Symptome dieser Schädigung reichen von einer Erhöhung der Leberwerte ohne Symptome über eine Gelbfärbung der Haut und Juckreiz bis hin zum (selten auftretenden) Leberversagen.

Arzneimittel, die die Leber schädigen können, werden in zwei Gruppen eingeteilt. Die Toxizität der einen ist abhängig von der Menge und Dauer der Einnahme. Ein bekannter Vertreter dieser Gruppe ist das schmerzstillende und fiebersenkende Mittel Paracetamol. Bei korrekter Dosierung sind diese Arzneien in der Regel harmlos. Wird jedoch zu viel eingenommen, treten innerhalb weniger Tage Leberschäden auf. Es gilt „die Dosis macht das Gift". In die zweite Gruppe gehören Präparate, bei denen Nebenwirkungen auf die Leber deutlich schwieriger vorherzusagen sind. Die Menge sowie die Dauer der Einnahme spielen bei ihnen eine untergeordnete Rolle. Der Eintritt der Symptome ist häufig verzögert – und tritt teilweise erst Wochen bis Monate später ein. Die möglichen Schädigungen sind vielfältig. Sie können denen von akuten Leberentzündungen, Gallenwegserkrankungen oder auch der Autoimmunhepatitis ähneln. Diese Beschwerden werden als Überempfindlichkeitsreaktionen zusammengefasst. Das Wort Empfindlichkeit lässt dabei ahnen: Einige Menschen reagieren sensibler als andere auf die Einnahme bestimmter Medikamente. Es ist bekannt, dass unter anderem genetische Faktoren und das Immunsystem an der Entstehung solcher Reaktionen beteiligt sind. Sollte ein medikamenteninduzierter Leberschaden vermutet werden, ist zur Diagnostik eine Auflistung der aktuellen und vorhergehenden medikamentösen Therapien notwendig. Aufgrund der Ähnlichkeit dieser Überempfindlichkeitsreaktionen zu anderen Erkrankungen der Leber erfolgt der

!

Auch pflanzliche und frei verkäufliche Medikamente können die Leber schädigen.

Ausschluss möglicher anderer Ursachen mit Hilfe von Blutwerten, Bildgebung und gegebenenfalls einer Biopsie des Organs. Aufgrund der Beteiligung des Immunsystems kann in manchen Fällen, ähnlich wie bei der Autoimmunhepatitis, eine Dämpfung des Immunsystems hilfreich sein. Die wichtigste Maßnahme zur Behandlung ist das Absetzen des entsprechenden Medikamentes. Häufig bessern sich die Beschwerden dadurch rasch. Das Absetzen des Medikamentes darf keinesfalls eigenmächtig, sondern nur in Abstimmung mit dem behandelnden Arzt erfolgen!

Lebererkrankungen bei Kindern

Lebererkrankungen bei Kindern sind selten. Obwohl einige bei Kindern und Jugendlichen ebenso wie bei Erwachsenen auftreten, sind die meisten Erkrankungen anderen Ursprungs oder nehmen einen anderen Verlauf als bei Erwachsenen.
Es lassen sich drei Gruppen einteilen:

- Angeborene Erkrankungen, die mit einem Verschluss oder einer Fehlanlage der Gallenwege einhergehen
- Stoffwechselerkrankungen
- Entzündungen der Leber

Letztere können durch Infektionen, vor allem mit Viren (zum Beispiel das Hepatitis-B- und Hepatitis-C-Virus), aber auch durch eine krankhafte Reaktion des Körpers gegen sich selbst („Autoimmunhepatitis") bedingt sein. Im Vergleich mit Erwachsenen sind Virusinfektionen der Leber jedoch viel seltener.

Lebererkrankungen bei Kindern und Jugendlichen verlaufen oft chronisch und beeinträchtigen ein normales Wachstum und die gesunde Entwicklung.

Allen chronischen Lebererkrankungen ist gemein, dass sie langfristig zu einer Lebervernarbung (Fibrose, Zirrhose) führen können. Diese hat einen fortschreitenden Funktionsausfall der Leber zur Folge, sodass eine Lebertransplantation notwendig werden kann. Diese ist heute auch bei kleinen Kindern als lebensrettende Therapie mit gutem und anhaltendem Erfolg möglich.

!

Lebertransplantationen können auch bei kleinen Kindern mit gutem Erfolg durchgeführt werden.

Diagnose von Lebererkrankungen bei Kindern

Die Diagnose von Lebererkrankungen bei Kindern kann manchmal schwierig sein, da entweder nur wenige Beschwerden vorhanden sind, oder die Symptome denen von wesentlich häufigeren, harmlosen Erkrankungen ähneln.

So handelt es sich bei Neugeborenen mit Gelbfärbung der Haut meist um die harmlose, mit Phototherapie gut zu behandelnde Form der Neugeborenen-Gelbsucht. Manchmal jedoch ist die Gelbfärbung der Haut durch einen Galleaufstau bedingt. Je früher die Diagnose gestellt wird, desto besser ist ein solcher Gallenstau behandelbar. Daher sollte allen Säuglingen, bei denen zwei Wochen nach Geburt noch eine Gelbfärbung der Haut besteht, Blut entnommen werden, um zu prüfen, ob die Gelbfärbung durch eine Lebererkrankung bedingt sein könnte.

Symptome bei älteren Kindern und Jugendlichen sind oft unspezifisch. Bei länger bestehenden Allgemeinsymptomen wie Müdigkeit, Appetitlosigkeit und bei gestörtem Wachstum sollten die Leber-Blutwerte überprüft werden.

Für die genaue Diagnose werden auch bei jungen Patienten die Analyse von Blutwerten, Ultraschall, manchmal auch weiterführende Tests wie eine Röntgen-Darstellung der Gallenwege mit Kontrastmittel (ERCP) genutzt.

Bei anhaltenden Leberproblemen ist eventuell auch eine Biopsie notwendig. Hierbei wird in Narkose mit einer feinen Nadel etwas Lebergewebe entnommen und anschließend durch einen Pathologen unter dem Mikroskop beurteilt.

Erste Blutuntersuchungen zur Abklärung können durch den Kinderarzt erfolgen. Da Lebererkrankungen bei Kindern und Ju-

!

Kinder und Jugendliche mit Lebererkrankungen sollten von einem spezialisierten Kinderarzt behandelt werden.

gendlichen insgesamt nicht häufig sind und Diagnose sowie Behandlung Erfahrung erfordert, sollte jede weiterführende Diagnostik bei einem Kinderarzt erfolgen, der sich auf Magen-, Darm- und Lebererkrankungen spezialisiert hat.
Mögliche Symptome einer Lebererkrankung bei Kindern:

- Gelbfärbung der Haut und der Augen
- Dunkelfärbung des Urins, graue Färbung des Stuhlgangs
- Juckreiz
- Müdigkeit, eingeschränkte körperliche Leistungsfähigkeit
- Appetitlosigkeit
- Verzögerung der körperlichen Entwicklung
- Veränderungen im Knochenstoffwechsel mit erhöhter Knochenbrüchigkeit
- Milzvergrößerung
- Erweiterte Gefäße (Krampfadern) in der Speiseröhre mit Blutungen, dadurch Bluterbrechen
- Wasser in der Bauchhöhle (Aszites)

Kinder mit Übergewicht und metabolischem Syndrom sollten frühzeitig auf eine Lebersteatose hin untersucht werden. Eine Ultraschalluntersuchung tut nicht weh und es kommt zu keiner Strahlenbelastung.

Behandlung von Lebererkrankungen bei Kindern

Einige Leber- und Gallengangserkrankungen lassen sich mit Medikamenten gut behandeln. So können Medikamente wie Ursodeoxycholsäure den Abfluss der Galle aus der Leber verbessern. Seit einigen Jahren stehen zudem neue Medikamente zur Verfügung, die bei seltenen angeborenen Störungen des Galletransportes eingesetzt werden können. Dadurch kann der damit einhergehende schwere Juckreiz reduziert und die Vernarbung der Leber aufgehalten werden. Perspektivisch ist in den nächsten Jahren mit neuen Behandlungsmöglichkeiten, inklusive Gentherapien, für angeborene Leber- und Gallengangserkrankungen bei Kindern zu rechnen. Andere Erkrankungen, wie zum Beispiel der angeborene Verschluss der Gallenwege (Gallengangatresie), erfordern eine frühzeitige Operation an der Leber. Bei MASLD sollte neben der gesunden Ernährung und Sport auch eine Anbindung an ein Kinder-Adipositaszentrum erfolgen.

Besonders bei Kindern ist es wichtig, die negativen Folgen der Erkrankung für Wachstum und Entwicklung zu verhindern. Besonderes Augenmerk liegt dabei auf einer ausreichenden Versorgung mit Vitaminen, die der Körper in Folge der Lebererkrankung schlechter aufnehmen und verwerten kann (insbesondere Vitamin E, D, K und A), und auf einer ausreichenden Ernährung.

!

Viele Lebererkrankungen bei Kindern können gut behandelt werden, wenn sie erkannt sind.

Wenn Komplikationen auftreten, wie zum Beispiel die Ausbildung von Krampfadern in der Speiseröhre, die zu Blutungen in den Magen führen können, sollten diese je nach Ausprägungsgrad durch Abbinden im Rahmen einer Magenspiegelung behandelt werden. Ist die Vernarbung der Leber soweit fortgeschritten, dass die Leber ihren Funktionen nicht mehr nachkommen kann, ist oft eine Lebertransplantation der letzte Ausweg.

Jedes Jahr werden in Deutschland ca. 100 Kinder lebertransplantiert. Dabei können Kinder auch nur einen Teil des Organs eines verstorbenen Erwachsenen erhalten. Zunehmend kommt es auch vor, dass Eltern einen Teil ihrer Leber für ihren Sohn oder ihre Tochter spenden.

Seltene Lebererkrankungen: gar nicht so selten!

!

Man unterscheidet unter anderem angeborene, infektiöse und toxische Lebererkrankungen.

Es gibt zahlreiche seltene Erkrankungen, die zu einer Leberschädigung führen können. Dabei werden angeborene Krankheiten unterschieden von solchen, die infektiöse oder toxische Ursachen haben. Von seltenen Erkrankungen („Orphan Diseases") spricht man in Europa, wenn weniger als 5 von 10 000 Einwohnern betroffen sind. Das Nationale Netzwerk seltener Krankheiten geht davon aus, dass in Deutschland 5 000 bis 8 000 genetisch bedingte seltene Krankheiten bekannt sind. Auch wenn jede einzelne selten ist, sind insgesamt viele Menschen von einer seltenen Erkrankung betroffen – in Deutschland alleine rund 4 Millionen. Eine ganze Reihe dieser seltenen Erkrankungen sind genetischer Ursache und viele haben eine Lebermitbeteiligung. Hierzu gehören zum Beispiel der Morbus Wilson, der Alpha-1-Antitrypsin-Mangel, die Porphyrie, einige lysosomale Speichererkrankungen und auch die Hämochromatose, deren Genfrequenz zwar recht hoch ist, die aber im klinischen Vollbild doch eher zu den seltenen Erkrankungen gehört. Für seltene Erkrankungen ist die Entwicklung von Medikamenten gesetzlich gefördert und vereinfacht („Orphan Drug Laws").

Eisenspeicherkrankheit (Hämochromatose)

Jeder weiß, dass Eisen als Bestandteil des roten Blutfarbstoffs lebensnotwendig ist. Bekannt ist den meisten die Blutarmut durch zu wenig Eisen (Eisenmangel-Anämie), doch ein Zuviel an Eisen kann auch gefährlich werden. Bei der vererbten Eisenspeicherkrankheit (Hämochromatose) nimmt der Dünndarm zu viel Eisen aus der Nahrung auf, sodass der Körper dieses Eisen dann nicht mehr ausreichend ausscheiden kann. Das überschüssige Eisen wird in verschiedenen Organen deponiert, vor allem in der Leber. Eine starke Eisenüberladung kann zur Leberzirrhose führen und auch die Funktion anderer Organe wie Herz, Gelenke, Bauchspeicheldrüse und Hirnanhangdrüse schädigen. Fast immer liegt der vererbten Hämochromatose eine einzige Genveränderung im HFE-Gen an der Stelle C282Y zugrunde, die von Vater *und* Mutter an die Betroffenen vererbt wurde („homozygot"). Personen, die diese Genveränderung nur von Vater *oder* Mutter geerbt haben (Heterozygote), haben kein erhöhtes Erkrankungsrisiko. Die Gendiagnostik der Hämochromatose ist einfach, da man im Grunde nur nach Veränderungen an einem Genort suchen muss (C282Y).

!

Die vererbte Eisenspeicherkrankheit schädigt u. a. Leber, Herz, Gelenke und Bauchspeicheldrüse.

Die von Vater *und* Mutter vererbte Genveränderung tragen in Deutschland mindestens 100 000 Menschen in sich, wobei von diesen aber nur etwa 30 Prozent krank werden und weniger als 10 Prozent eine Leberzirrhose entwickeln. Meist müssen weitere Faktoren hinzukommen, damit die Genanlage gefährlich wird. Hierzu gehören u. a. der Genuss von eisenhaltigen Nahrungsmitteln und Alkohol. Auf der anderen Seite sind Frauen vor den Auswirkungen der Genveränderung durch die Eisenverluste während der Regelblutung ebenso wie regelmäßige Blutspender geschützt.

Eine möglichst frühe Diagnose ist für eine erfolgreiche Behandlung der Eisenspeicherkrankheit wichtig. Die Therapie besteht in der alten und sehr wirksamen Methode des wiederholten Aderlasses, mit dem auch das Eisen entfernt wird. Die Therapie orientiert sich dabei nicht am Eisenwert im Blut, sondern an der Bestimmung des Ferritin, das die Menge des gespeicherten Eisen widerspiegelt. Personen mit der genetischen Anlage müssen nur dann behandelt werden, wenn das Ferritin zu hoch ist. Ziel der Therapie ist die Senkung des Ferritins in den unteren Normalbereich. Es gibt auch Tabletten, die Eisen binden, diese werden nur eingesetzt, wenn eine Aderlass-Therapie nicht möglich ist.

Kupferspeicherkrankheit (Morbus Wilson)

Nicht nur ein Zuviel an Eisen kann schlecht sein, auch eine Überlagerung von Kupfer ist problematisch. Der Morbus Wilson ist eine vererbte Speichererkrankung, die zu einer Kupferüberladung führt. Hier ist aber nicht die Kupferaufnahme im Darm erhöht, sondern die Kupferausscheidung über die Galle in den Stuhl vermindert. Ähnlich wie bei der Hämochromatose muss die genetische Anlage auch von Vater und Mutter an die dann „homozygot" Betroffenen übertragen werden. In Deutschland wurden im Jahre 2017 weniger als 1 400 Patienten mit einem Morbus Wilson behandelt. Im Gegensatz zur Eisenspeichererkrankung haben die homozygot Betroffenen ein hohes Risiko, schwer zu erkranken, und sollten in aller Regel frühzeitig behandelt werden.

!

Der Kupferüberschuss beim vererbten M. Wilson schädigt vor allem Leber und Zentralnervensystem.

Beim Morbus Wilson kann man Veränderungen an vielen verschiedenen Stellen des Wilson-Gens finden; früher war die Gendiagnostik deshalb schwierig, heute gelingt es mit besseren Techniken fast immer, die Genveränderungen zu identifizieren. Die Erkennung der Wilson-Erkrankung kann trotzdem schwierig sein. Meist sind trotz der Kupferüberladung der Organe die Kupferkonzentrationen im Blut erniedrigt ebenso wie der Kupfertransporter Caeruloplasmin. Die Kupferablagerungen können zu Veränderungen in der Leber führen, darüber hinaus aber auch Auge und Zentralnervensystem schädigen. So können Leberzirrhose und Leberversagen die Folge sein. Die Nervenschäden können ebenfalls einen schweren Verlauf nehmen und bilden sich nur bei frühzeitiger Therapie regelhaft zurück.

Die Behandlung besteht in der Regel zunächst in der oralen Einnahme von Medikamenten (Chelatoren), die über eine Kupferbindung dessen Ausscheidung in den Urin erhöhen und so überschüssiges Kupfer abbauen. Die meisten Patienten erhalten D-Penicillamin; bei Nebenwirkungen oder Unverträglichkeiten kann man auf Trientine wechseln. Seit Kurzem sind sogar zwei Trientinepräparate in Deutschland erhältlich, wobei man bei einem

Wechsel zwischen diesen die Dosis nicht 1:1 übertragen darf. Einige weniger stark betroffene oder schon mit Chelatoren erfolgreich vorbehandelte Patienten können auch mit Zinksalzen behandelt werden, die die Kupferaufnahme im Darm reduzieren. Reduzieren sollten Wilson-Patienten zudem einige Nahrungsmittel, die sehr viel Kupfer enthalten.

Porphyrien

Bei Porphyrien handelt es sich ebenfalls um Stoffwechselerkrankungen. Hier können verschiedene Schritte im Aufbau des roten Blutfarbstoffs Häm betroffen sein, wodurch sich sehr unterschiedliche klinische Symptome erklären. Durch angeborene Veränderungen in bestimmten Enzymen, die dann nicht ausreichend arbeiten, kann es zu einem Aufstau von Häm-Vorläufersubstanzen kommen, die für verschiedene Symptome an Haut und im Magen-Darm-Trakt verantwortlich sind. Die Diagnose einer Porphyrie erfolgt durch den Nachweis von Porphyrin-Vorläuferstufen im Urin oder Blut.

Wichtig ist, dass sich nicht jede Porphyrie durch Symptome der Leber zeigt und dass sich die Erkrankung häufig in Schüben manifestiert. Auslöser können Infektionen, Alkohol, Rauchen, aber auch bestimmte Medikamente sein.

Die für die Leber relevante Porphyrie ist die akute intermittierende Porphyrie. Bei dieser ist ein Enzym mit den Namen Porphobilinogen-Desaminase in der Leber verändert. Interessant zu wissen ist, dass in einem akuten Schub der Urin im Sonnenlicht rötlich nachdunkelt. Seit 2020 ist mit Givosiran ein neuer Wirkstoff zugelassen, der ein Gen vorübergehend stumm schaltet, sodass die Häm-Vorläufer nicht mehr so zahlreich anfallen und die Symptome gelindert werden.

!

Eine neue Therapie für die Porphyrie wurde 2020 zugelassen.

Paula und die Porphyrie

Zu den erblich bedingten Stoffwechselkrankheiten zählen die Porphyrien, die mit einem gestörten Aufbau des roten Blutfarbstoffs einhergehen und in bestimmten Fällen auch mit Leberveränderungen verbunden sind. Die Tochter der chilenischen Schriftstellerin Isabel Allende, Paula, litt unter Porphyrie. Im 1994 erschienenen Roman „Paula" thematisiert die Autorin das Sterben ihrer Tochter. Sie schildert, wie die junge Frau in ein Koma fällt und wie ihre Mutter darauf hofft, dass sich Paulas Zustand bessert. Am Krankenbett erzählt die Mutter der Tochter die Geschichte der Familie Allende vom Eintreffen in Chile um 1900 bis zur Gegenwart. „Hör mir zu, Paula, ich werde dir eine Geschichte erzählen, damit du, wenn du erwachst, nicht gar so verloren bist." Doch am Ende stirbt Paula trotz aller Bemühungen der Mutter.

Alpha-1-Antitrypsin-Mangel

Der Alpha-1-Antitrypsin-Mangel ist eine angeborene Stoffwechsel-Erkrankung, die in Deutschland wahrscheinlich mehr als 10 000 Menschen betrifft. Durch verschiedene Veränderungen in der Erbsubstanz wird das Enzym Alpha-1-Antitrypsin nicht ausreichend gebildet, was zu Lungenerkrankungen führen kann. Zudem ist das verbliebene Alpha-1-Antitrypsin genetisch so verändert, dass es aus den Leberzellen nicht ausgeschleust werden kann. Daher kommt es zu einem Aufstau dieses Eiweißes in der Zelle und damit zu einem Zellschaden.

!

Das veränderte Eiweiß Alpha-1-Antitrypsin hängt in den Leberzellen fest.

Der Alpha-1-Antitrypsin-Mangel kann langfristig zu einer Leberzirrhose führen. Das Risiko für eine Leberzirrhose hängt von der Art der genetischen Veränderung ab. Eine therapeutische Gabe von Alpha-1-Antitrypsin kann für die Lungenerkrankung hilfreich sein. Für die Lebererkrankung ist die therapeutische Bedeutung noch unklar. Die Erkrankung der Leber kann letztlich bisher nur durch eine Lebertransplantation behandelt werden. In der klinischen Forschung befinden sich Substanzen, die die Bildung des fehl-gefalteten Alpha-1-Antitrypsin durch eine Stilllegung der entsprechenden RNA verhindern und damit die Lebererkrankung verbessern.

Lysosomale Speicherkrankheiten

Als lysosomale Speicherkrankheiten werden vererbte Stoffwechselerkrankungen bezeichnet, bei denen Fehlfunktionen im Lysosom (Zellorganelle) vorliegen. Das Lysosom ist in der Zelle für den Abbau von verschiedenen Substanzen zuständig. Werden diese Substanzen nicht mehr abgebaut, reichern sich diese in der Zelle an, was zu deren Schädigung führen kann. Ursächlich sind angeborene Veränderungen einzelner Enzyme, die im Lysosom wirken. Die Diagnose dieser Erkrankungen erfolgt über die Messung des verminderten Enzyms im Blut gefolgt von der Suche nach den Veränderungen im entsprechenden Gen. Der Enzym- und Gen-Test ist heute über einen aus der Fingerbeere entnommenen Bluttropfen möglich (Trockenblut-Test); man kann gleichzeitig nach Morbus Gaucher, Morbus Niemann-Pick und LAL-Defizienz suchen. Viele der lysosomalen Speicherkrankheiten kann man heute mit einer Enzymersatztherapie erfolgreich behandeln. Die intravenösen Infusionen werden meist einmal alle 14 Tagen verabreicht. Bei einigen Erkrankungen kann man mit oral verabreichten Medikamenten (Tabletten oder Kapseln) die Entstehung der Speicherprodukte hemmen, sodass das noch vorhandene Restenzym dann ausreicht, die Speicherprodukte abzubauen und so die Folgen zu mindern (Substrat-Reduktionstherapie). Inzwischen sind auch Medikamente zugelassen, die die Faltung des noch vorhandenen Restenzyms verbessern und so dessen Aktivität steigern (Chaperon-Therapie). Wegen der neuen Therapiemöglichkeiten ist die frühzeitige Erkennung dieser Erkrankungen heute in den Vordergrund gerückt.

!

Die Diagnose von lysosomalen Speicherkrankheiten ist über einen Trockenbluttest möglich.

Einige dieser Erkrankungen können auch zu einer Leberschädigung führen. Hierzu zählen insbesondere der Mangel an lysosomaler saurer Lipase (LAL-Defizienz = LAL-D), der Morbus Gaucher und Formen der Niemann-Pick-Erkrankung.

Mangel an Lysosomaler Saurer Lipase (LAL-Defizienz = LAL-D)

Die LAL-D ist eine seltene, vererbte Stoffwechselkrankheit. Ein lebenswichtiges Enzym des Körpers ist dabei nicht in ausreichender Menge vorhanden. Dieses Enzym nennt sich „Lysosomale Saure Lipase" oder kurz LAL (Säure heißt im Englischen Acid, deshalb das A). Ein Mangel an diesem Enzym wird als „Lysosomale Saure Lipase-Defizienz" oder kurz LAL-D bezeichnet. Bei LAL-D können Fette nicht richtig abgebaut werden und reichern sich im Körper an. Dies kann zu schweren Schäden an Leber, Milz, Herz und Gefäßen führen. Die Wolman-Krankheit ist aufgrund sehr geringer Mengen an Restenzym eine besonders schwere Variante. Bei höherer Menge an Restenzym kommt es langsamer zur Anreicherung von Cholesterin in der Zelle, was nachfolgend zur Zellschädigung und zur Leberzirrhose führen kann. Diese Variante heißt auch Cholesterin-Ester-Speicherkrankheit (CESD). Im Jahr 2015 ist die Sebelipase alfa als Enzymersatztherapie für LAL-Mangel in Europa zugelassen worden. Die Therapie bessert die Leberschäden und den Fettstoffwechsel, sodass auch die Gefäßrisiken sinken. Die von der Wolman-Variante betroffenen Kinder haben bei rechtzeitigem Beginn der Enzymersatztherapie heute eine Überlebenschance, während diese Kinder früher fast immer in den ersten beiden Lebensjahren verstorben sind.

!

LAL-D kann zu schweren Schäden an Leber, Milz, Herz und Gefäßen führen.

Morbus Niemann-Pick

Die Morbus Niemann-Pick Typen A und B werden den Sphingolipidosen zugeordnet, Morbus Niemann-Pick Typ C und D den Lipidspeicherkrankheiten. Typ-B- und C-Patienten können bis ins Erwachsenenalter überleben, Typ-A-Patienten versterben meist in den ersten drei Lebensjahren. Die Niemann-Pick Typen A und B beruhen auf einem Defekt des Enzyms Sphingomyelinase, der dazu führt, dass das Sphingomyelin nicht mehr abgebaut werden kann und sich in den Zellen von verschiedenen Organen (zum Beispiel Milz und Leber) anreichert. Hier findet sich dann entsprechend auch eine Lebermitbeteiligung. Seit Kurzem ist eine gut wirksame Enzymersatztherapie für Typ A/B zugelassen und verfügbar, für den Typ C ist Miglustat als Substratreduktionstherapie zugelassen.

Morbus Gaucher

Beim Morbus Gaucher entsteht durch einen vererbten Mangel des Enzyms Glukocerebrosidase. Als Folge häufen sich Speicherprodukte vor allem in Milz, Leber und Knochen an. Eine Leberwerterhöhung findet man recht häufig, die Entwicklung zur Zirrhose ist aber selten. Unbehandelt hat die Gaucherkrankeit einen fortschreitenden Verlauf. Beim Typ 1 ist das Zentralnervensystem nicht betroffen, die sehr seltenen Typen 2 und 3 verlaufen wegen des Hirnbefalls deutlich schwerer. Für die nicht zentralnervösen Komplikationen gibt es inzwischen mehrere Präparate als Enzymersatz- und Substratreduktionstherapie. Diese Therapien sind insbesondere beim Gaucher-Typ 1 sehr wirksam und gut verträglich. Substanzen zur Therapie der Hirnbeteiligung bei den Typen 2 und 3 sind in Entwicklung.

!

Morbus Gaucher ist die am häufigsten vorkommende lysosomale Speicherkrankheit.

Der „Leberfleck“

Wucherungen von pigmentbildenden Zellen der Haut werden in der Umgangssprache oft als „Leberfleck“ bezeichnet. Der Name Leberfleck rührt vom bräunlichen, leberähnlichen Farbton der Wucherung her. Leberflecken sind meist harmlos, doch man sollte pigmentierte Hautwucherungen vom Hautarzt untersuchen lassen – bei bestimmten Leberflecken besteht das Risiko der Entstehung von Hautkrebs. Leberflecken sind kein Symptom von Lebererkrankungen.

Gefäßerkrankungen der Leber (vaskuläre Erkrankungen)

Aufgrund einer Herzschwäche kann sich das Blut in die Leber zurück stauen (Stauungsleber). Dies kann auf Dauer zu einer Zirrhose („Cirrhose cardiaque") führen. In der Therapie gilt es, die Herzschwäche durch Medikamente oder interventionelle/operative Eingriffe zu verbessern.

Zu den Gefäßerkrankungen der Leber zählt auch die Pfortaderthrombose. Hier bildet sich ein Blutgerinnsel in der Pfortader der Leber. Zu den Ursachen zählen neben einer Thromboseneigung (zum Beispiel durch die Einnahme der östrogenhaltigen „Pille" oder durch zu viele rote Blutkörperchen beispielsweise bei Blutkrebs) auch Tumoren, die die Pfortader eindrücken. Zur Behandlung werden gerinnungshemmende Medikamente wie Heparin gegeben, oder der Arzt legt einen TIPS – dabei handelt es sich um einen Eingriff, mit dem eine Verbindung von Pfortader und Lebervene durch die Leber hindurch geschaffen wird.

!

Der Lebervenenverschluss kann durch erhöhte Gerinnungsbereitschaft des Blutes oder durch Tumoren entstehen.

Kommt es zu einem Verschluss der Venen, die von der Leber hin zum Herzen führen, spricht man von einem Budd-Chiari-Syndrom. Der Verschluss der Lebervenen kann verschiedene Ursachen haben. Er kann zum Beispiel durch eine erhöhte Gerinnungsbereitschaft des Blutes entstehen. Tumoren, die zu einem Verschluss der Lebervenen führen, können ebenfalls die Ursache für dieses Syndrom sein. Durch den Verschluss der Lebervenen kann das Blut nicht mehr richtig durch die Leber abfließen. Die Folge ist eine Druckerhöhung innerhalb der Leber, die zu einer Schädigung der Leberzellen führt.

Es ist daher entscheidend, dass man entweder mit Medikamenten oder mit einem TIPS versucht, den Blutfluss durch die Leber wieder herzustellen. Gelingt dies nicht, kann sich aufgrund der dauerhaften Schädigung durch die Druckerhöhung eine Leberzirrhose entwickeln, sodass auch hier wieder eine Lebertransplantation der letzte Ausweg sein kann.

Eine andere Form von Gefäßerkrankungen der Leber ist der sogenannte Morbus Osler. Hierbei handelt es sich um Missbildungen der Gefäße, bei denen es zu Kurzschlüssen zwischen Venen und Arterien kommt. Damit erhöht sich der Blutfluss in der Leber sowie im gesamten Körper. Es kann neben Leberfunktionsstörungen auch zu einer Herzschwäche kommen.

Nicht-zirrhotische portale Hypertension

Eine Komplikation einer Leberzirrhose kann ein erhöhter Blutdruck im Pfortadersystem sein, weil aufgrund der Lebervernarbung das Blut nicht mehr ungehindert aus Darm und Milz durch die Leber fließen kann.

!

Die portale Hypertension bezeichnet eine Erhöhung des Blutdrucks in der Pfortader.

Ein Pfortaderhochdruck kann in seltenen Fällen auch entstehen, wenn keine Leberzirrhose vorliegt. Häufig ist die Ursache für diese nicht-zirrhotische portale Hypertension die Einnahme von bestimmten Medikamenten. Warum Medikamente zu einem erhöhten Blutdruck in der Pfortader führen, ist bisher nur zum Teil erforscht. Im Rahmen des verminderten Blutflusses in die Leber kann es im Verlauf von Jahren zum Wachstum von Leberzellen kommen, es entwickeln sich „regenerative Hyperplasien“, die Tumore vortäuschen können, aber nicht bösartig sind. Besteht der Verdacht auf eine nicht-zirrhotische portale Hypertension, kann eine Druckmessung direkt in den Lebergefäßen erfolgen. Zudem kann im gleichen Eingriff eine Gewebeprobe aus der Leber entnommen werden. Anhand dieser Probe kann eine Leberzirrhose ausgeschlossen oder auf andere Lebererkrankungen geschlossen werden.

Wenn nicht (nur) die Leber krank ist

!

Die Leber wird nicht selten auch durch Systemerkrankungen geschädigt.

Viele Erkrankungen betreffen nicht nur ein Organ, sondern wirken sich in verschiedenster Weise auf mehrere Körperregionen und Organsysteme aus. Auch die Leber kann bei diesen Systemerkrankungen ein Zielorgan sein. Manche dieser Erkrankungen werden aber häufig erst in einem fortgeschrittenen Stadium diagnostiziert, sodass die Leber nicht selten dauerhaft geschädigt ist. Bei anderen Erkrankungen liegt das Problem in der Leber, wobei in der Folge andere Organe geschädigt werden oder in ihrer Funktion eingeschränkt sind. Für zahlreiche dieser Erkrankungen gibt es neue Therapien, die die Gendefekte in der Leber „reparieren".

Amyloidose

Unter Amyloidose versteht man die krankhafte Ablagerung von veränderten Eiweißen in Organen. Abhängig von der Art der Eiweiße, die abgelagert werden, werden verschiedene Gruppen unterschieden. Schädlich ist diese Ablagerung, da es speziellen Zellen, Makrophagen genannt, nicht gelingt, diese Eiweiße zu entfernen. Die betroffenen Organe werden in Folge zunehmend geschädigt. Unterschieden wird zwischen angeborenen und erworbenen Amyloidosen. Erworbene Amyloidosen können unter anderem bei chronischen Erkrankungen oder bei Dialysepatienten auftreten. Abhängig vom befallenen Organ kann eine Vielzahl von Symptomen entstehen. Neben neurologischen Ausfällen und einer reduzierten Herzleistung kann es auch zu Demenz oder einer vergrößerten und verhärteten Leber kommen.

Diagnostiziert wird die Erkrankung durch eine Gewebeprobe aus dem befallenen Organ. Die abgelagerten Eiweiße können durch eine spezielle Färbung mit Kongorot und in polarisierendem Licht grünlich leuchtend sichtbar gemacht werden. Für eine spezielle Form der angeborenen Amyloidose stehen seit Kurzem neue Wirkstoffe zur Verfügung, die die Neubildung des veränderten Eiweißes reduzieren.

Hämophilie

Bei der Hämophilie (umgangssprachlich auch als Bluterkrankheit bekannt) handelt es sich um eine Erbkrankheit, die zu einer gestörten Blutgerinnung führt. Die Häufigkeit liegt bei 1:10 000. Neben einigen sehr seltenen Unterformen werden insbesondere die Hämophilie A und B unterschieden. Betroffen sind hauptsächlich Männer, da diese rezessiv vererbte Erkrankung durch ein verändertes Gen, das auf dem X-Chromosom liegt, hervorgerufen wird. Männer haben ein X- und ein Y-Chromosom, Frauen zwei X-Chromosomen. Ist das X-Chromosom bei Männern betroffen, leiden diese unter den nachfolgend geschilderten Symptomen. Sind bei Frauen beide X-Chromosomen betroffen, leiden auch sie unter der Erkrankung. Liegt ein gesundes und ein erkranktes Chromosom vor, haben Frauen meist keine Symptome oder leiden nur unter geringen Beschwerden (zum Beispiel eine verstärkte Regelblutung). Sie können das veränderte Gen aber an ihre Kinder weitergeben.

!

Von der Hämophilie sind deutlich häufiger Männer als Frauen betroffen.

Bei der Blutgerinnung greifen in einem komplexen Ablauf viele als Faktoren bezeichnete Stoffe ineinander. Gebildet werden die Gerinnungsfaktoren hauptsächlich in der Leber. Bei der Hämophilie A ist der Faktor VIII (Faktor 8), bei der Hämophilie B der Faktor IX (Faktor 9) verringert. Dies kann zu großflächigen Haut-, Muskel- oder Gelenk-Einblutungen auch nach vergleichsweise leichter Verletzung führen. Durch wiederholte Einblutungen werden die Gelenke zunehmend geschädigt. Zu diesen schweren Symptomen kommt es in der Regel erst ab einer deutlichen Reduzierung der Faktoren (Aktivität der Faktoren unter 15 Prozent). Bei der schweren Hämophilie treten die Symptome auch spontan, das heißt ohne vorherige Verletzung, auf. Als Therapie kann der entsprechende Faktor regelmäßig durch künstlich hergestellte Faktorenkonzentrate ersetzt werden. Dies kann entweder dauerhaft oder nur vor Eingriffen mit erhöhtem Blutungsrisiko, wie zum Beispiel Operationen, geschehen. Neue Therapien ermöglichen die Bildung von wirksamen Gerinnungsfaktoren in der Leber.

Hypercholesterinämie und Hypertriglyzeridämie

Bei der Hypercholesterinämie handelt es sich um eine Fettstoffwechselstörung, die durch einen erhöhten Cholesterinwert im Blut gekennzeichnet ist. Zudem kann der Anteil an Triglyzeriden im Blut erhöht sein, dies wird als Hypertriglyzeridämie bezeichnet. Die Leber ist in der Lage, Cholesterin selbst herzustellen. Das Schlüsselenzym der Herstellung ist die HMG-CoA-Reduktase. Zusätzlich kann Cholesterin aus der Nahrung aufgenommen werden. Im Körper wird das Cholesterin an verschiedene Transporter gebunden und so verteilt. Cholesterin wird im Körper in vielfältiger Weise benötigt, es wird in die Außenwände von Zellen und verschiedene Hormone eingebaut. Zudem ist es bei der Bildung von Vitamin D beteiligt. Das Gesamtcholesterin kann unterteilt werden in „gutes“ HDL- und „böses“ LDL-Cholesterin.

Man unterscheidet zwischen angeborenen und erworbenen Hypercholesterinämien. Bei der angeborenen oder auch familiären Hypercholesterinämie ist der Cholesterinspiegel aufgrund eines veränderten Gens erhöht. Das LDL-Cholesterin kann nur unzureichend in die Leberzellen oder die Zellen anderer Organe aufgenommen werden. Es verbleibt somit im Blut und wird nur eingeschränkt ausgeschieden. Deutlich häufiger ist ein erhöhter Cholesterin- und Triglyceridwert durch eine andere Erkrankung bedingt. Zu nennen sind hier unter anderem Diabetes mellitus, chronische Nierenfunktionseinschränkung, Schilddrüsenunterfunktion und deutliches Übergewicht (Adipositas).

!

Ein erhöhtes LDL-Cholesterin steigert das Risiko für Herz-Kreislauf-Erkrankungen.

Der Anteil des LDL-Cholesterins ist ein entscheidender Faktor bei der Entstehung von Herz-Kreislauf-Erkrankungen. Fettstoffwechselstörungen gelten als einer der größten Risikofaktoren für die Entstehung von Arteriosklerose, besser bekannt als Verkalkung der Blutgefäße. Dies kann zu Herzinfarkt oder Schlaganfall führen. Unter anderem erhöhen auch Übergewicht, Rauchen, Bluthochdruck und Diabetes mellitus das Risiko für eine Herz-Kreislauf-Erkrankung. Bei der Hypertriglyzeridämie steigt zudem das Risiko einer Fettleber. Ein wichtiger Therapieansatz ist die Veränderung des Lebensstils mit Ernährungsumstellung, Steigerung der körperlichen Bewegung und Gewichtsabnahme. Die Medikamente der Wahl sind Statine, diese blockieren die oben schon erwähnte HMG-CoA-Reduktase in der Leber und verringern somit die Neubildung von Cholesterin. Darüber hinaus stehen weitere neue Medikamente zur LDL-Cholesterinsenkung zur Verfügung. Deren Einsatz ist insbesondere sinnvoll, wenn Statine nicht ausreichend wirken oder nicht vertragen werden.

Sarkoidose

Die Sarkoidose ist eine Erkrankung, die häufig die Lunge befällt, aber neben vielen anderen Organen auch die Leber betreffen kann. Die Ursache der Sarkoidose ist bisher nicht eindeutig geklärt. Der Verdacht auf die Erkrankung wird durch eine Gewebeprobe bestätigt, in der unter dem Mikroskop typische Veränderungen mit Ansammlungen von Immunzellen, sogenannte Granulome, gesehen werden können. Die Sarkoidose kann entweder als akute Form oder chronisch verlaufen. Die akute Sarkoidose geht häufig mit Fieber, Gelenkschmerzen, einer Entzündung des Unterhautfettgewebes und Vergrößerung der Lymphknoten zwischen den Lungenflügeln einher. Meist sind junge Frauen betroffen. Bei der chronischen Sarkoidose findet sich bei Lungenbefall Reizhusten und Belastungsdyspnoe. Ist die Leber befallen, kann die Leberfunktion mit der Zeit nachlassen. Typisch sind für eine Sarkoidose der Leber Nachweise von Granulomen in der Leber. Bei extremem Befall kann eine Lebertransplantation notwendig sein. Befallen sein kann aber auch das Herz oder das zentrale Nervensystem. Die Therapie der chronischen Sarkoidose besteht in einer Hemmung des Immunsystems, für die Leber wird häufig Ursodeoxycholsäure gegeben.

Mukoviszidose/Zystische Fibrose

!

Die Mukoviszidose gehört zu den häufigsten Erbkrankheiten in Deutschland.

Die Mukoviszidose oder auch Zystische Fibrose gehört zu den häufigsten Erberkrankungen in Deutschland. In Deutschland leben etwa 8 000 Betroffene, es gibt ca. 200 Neuerkrankungen pro Jahr. Seit 2016 gehört die Erkrankung zu den im Neugeborenenscreening erfassten Erkrankungen.

Durch verschiedene Mutation ist das CFTR-Gen verändert. Es gibt über 1 600 bekannte Veränderungen, die häufigste Mutation in Deutschland ist deltaF508. Durch die Mutationen wird ein Eiweiß geschädigt, wodurch der Schleim in den Organen dickflüssiger wird. Dadurch kann es zu einer chronischen Entzündung kommen. Hierdurch werden insbesondere die Lungen, aber auch weitere Organe wie die Bauchspeicheldrüse, der Darm oder die Keimdrüsen geschädigt. In der Leber kann die Erkrankung zu Leberverfettung oder einem Galleaufstau bis hin zur Zirrhose führen.

Bisher war die Prognose der Erkrankung schlecht. Inzwischen gibt es neue, hocheffektive Therapien. Damit sind Lungen- oder Lebertransplantationen nur noch selten notwendig.

Zystenerkrankungen

!

Mit Zysten durchsetzte Organe können eine beträchtliche Größe annehmen.

Zysten, also flüssigkeitsgefüllte runde Raumforderungen, kommen häufig vor und sind in der Regel harmlos. Oft finden sich Zysten in der Niere oder auch in der Leber. Es gibt aber Erkrankungen, bei denen Organe vollständig mit Zysten durchsetzt sind. Dies führt zu einer Einschränkung der Organfunktion. Außerdem können die Organe eine extreme Größe annehmen. Füllen sie den gesamten Bauchraum aus, werden andere Organe verdrängt. Die autosomal rezessiv vererbte polyzystische Nierenerkrankung (ARPKD) ist gekennzeichnet durch einen zystischen Umbau der Nieren

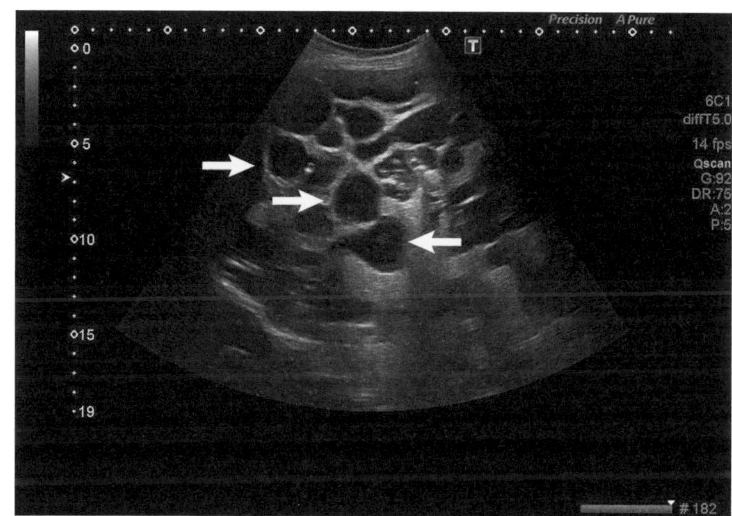

Zystenleber mit vielen kleinen Zysten im Ultraschall. Da die Leberzysten mit Flüssigkeit gefüllt sind, werden sie im Ultraschall schwarz (echofrei) dargestellt (siehe Pfeile).

mit kleinen gleichmäßig großen Zysten. Häufig besteht auch ein bindegewebiger Umbau der Leber mit portaler Hypertension und Leberzysten. Die Lebenserwartung ist meist gering. Bei der dominant vererbten Form (ADPKD) sind die Zysten in den Nieren unterschiedlich groß. Die Prognose ist besser, die Patienten sind aber häufig früh dialysepflichtig. Zudem haben die Betroffenen oft viele Leberzysten. Bei der Zystenleber besteht fast die gesamte Leber ausschließlich aus Zysten. Die therapeutischen Möglichkeiten sind begrenzt. Es werden aber Studien mit Medikamenten, die das Zystenwachstum hemmen, durchgeführt. Für die ADPKD ist Tolvaptan zur Hemmung des Zystenwachstums in den Nieren zugelassen. Große Leberzysten können verödet werden, wenn sie Symptome verursachen. Nicht selten stellt jedoch eine kombinierte Leber- und Nierentransplantation eine (heilende) Therapieoption dar.

Achtung Gifte!

Die Leber ist auch vor Vergiftungen nicht gefeit. Hoch gefährlich ist eine Vergiftung mit dem Knollenblätterpilz. Nach dem „Pilzgenuss" reagiert der Körper zunächst mit Brechdurchfällen, dann beruhigt er sich häufig. Das ist aber nur bei leichteren Vergiftungen ein Genesungszeichen, denn in schwereren Fällen kommt es zu Leberschäden, die zum Tode führen können. Hier helfen als Gegengift (Antidot) nur Penicillin und Silibinin, wobei letzteres vorrangig verwendet wird.

!

Wer zu viel und zu oft hintereinander Paracetamol oder ASS einnimmt, riskiert die Gesundheit der Leber.

Paracetamol als Wirkstoff schmerzstillender und fiebersenkender Medikamente ist in der Regel ungefährlich, auch für Menschen mit kompensierter Leberzirrhose. Allerdings ist die Dosis entscheidend. Wer zu viel und zu oft hintereinander Paracetamol einnimmt, riskiert die Gesundheit der Leber. Bei Kindern wird gehäuft ein akutes Leberversagen beobachtet, wenn die vorgeschriebenen Dosierungen nicht beachtet werden. Als Gegenmittel wird hier Acetyl-

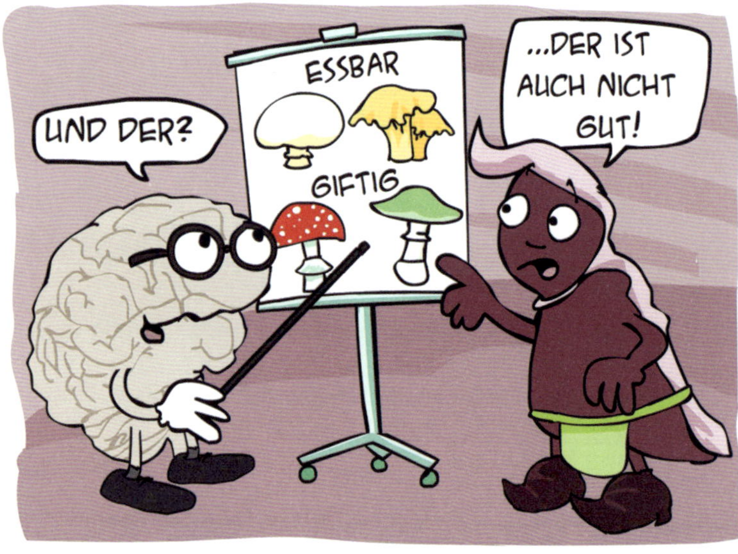

Für die Leber ist eine Vergiftung mit dem Knollenblätterpilz sehr gefährlich.

cystein eingesetzt. Auch wer Ecstasy nimmt, muss mit der Gefahr rechnen, dass die Leber akut versagt.

Das ebenfalls vielfach gebräuchliche Schmerzmittel ASS (Acetylsalicylsäure) sollte nur überlegt eingenommen werden. Für Kinder ist ASS tabu – sie könnten am seltenen Reye-Syndrom erkranken, zu dem eine akute Schädigung des Gehirns bis hin zum Hirnödem und die Gefahr einer Fettleberhepatitis gehören. Fast jeder vierte Fall endet tödlich.

Gallensteine

Hierzulande kann man bei vielen Menschen Gallensteine in der Gallenblase nachweisen. Dies geschieht meistens zufällig im Rahmen einer Ultraschalluntersuchung. Die Mehrzahl der Betroffenen bekommt jedoch nie Beschwerden – eine Behandlung ist meistens nicht notwendig.

Durch Gallensteine kann unter anderem ein Druck- oder Völlegefühl im rechten Oberbauch hervorgerufen werden, gehäuft in Verbindung mit einer Unverträglichkeit von bestimmten, meist fettigen Speisen. Sehr schneller Gewichtsverlust kann eine Steinbildung fördern. Wenn ein Stein „abgeht“, kann es zu einer Gallenkolik kommen. Diese führt zu heftigen Schmerzen im rechten Ober-

> !
> Eine Gallenkolik führt zu heftigen Schmerzen im rechten Oberbauch.

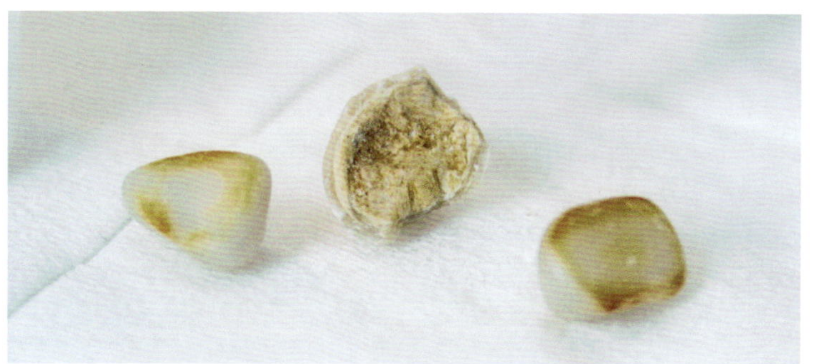

Gallensteine können unter Umständen Gallenkoliken hervorrufen. Die abgebildeten Gallensteine wurden mit einem Endoskop entfernt.

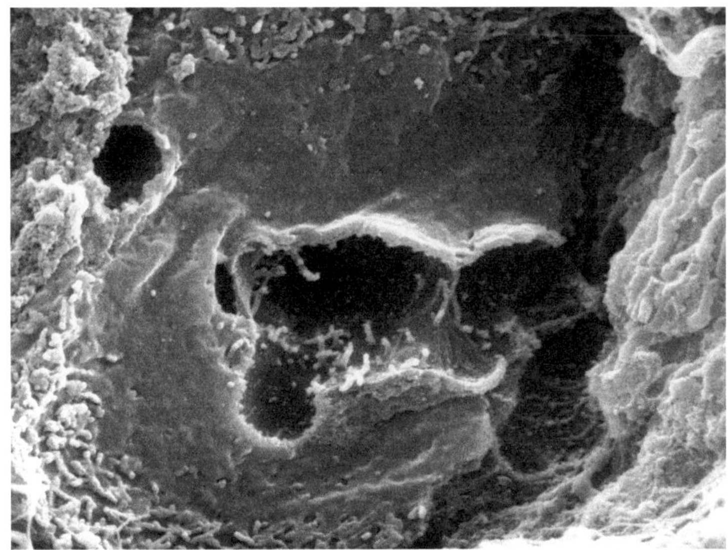

Gallenstau: Eine Abflussstörung der Galle staut das Kanälchen, dessen Erweiterung hier in der Bildmitte zu sehen ist. Ganz vereinzelt kommen noch Microvilli (feine, nur wenig bewegliche Ausstülpungen der Zellmembran) vor. Sie bilden sich zurück, da die Galleproduktion stoppt. (Rasterelektronenmikroskopaufnahme: Franz-Josef Vonnahme, Hameln)

bauch. Der Schmerz verläuft hierbei meist wellenförmig, das heißt, es gibt kurze Phasen mit stärksten Schmerzen gefolgt von Phasen ohne Schmerzen. Die Beschwerden können auch im Rücken oder in der rechten Schulter verspürt werden (sogenannter übertragener Schmerz). Eine gefürchtete Komplikation von Gallensteinen ist eine Entzündung der Bauchspeicheldrüse. Dies geschieht, wenn die Gallensteine den Bauchspeicheldrüsengang verstopfen.

Häufig löst sich ein eingeklemmter Stein spontan und gelangt in den Darm, sodass die Koliken aufhören. Kann sich ein Stein nicht selbst lösen, muss er eventuell mithilfe eines Endoskops entfernt werden. Wer bereits einmal eine Gallenkolik hatte, sollte sich behandeln lassen, da die Symptome wieder auftreten können. Die Therapie der Wahl ist dann die Entfernung der Gallenblase. Die entsprechende Operation ist sicher und wird häufig mit der „Schlüssellochmethode“ durchgeführt, sodass sich der Patient schnell erholt und nur kleine Narben zurückbleiben.

Gallenstau

Manchmal kann die Gallenflüssigkeit aufgrund eines Hindernisses in den Gallenwegen nicht richtig abfließen. Gründe hierfür sind häufig Steine, die sich in den Gallenwegen verklemmt haben oder Tumoren, die in die Gallenwege wachsen. Aber auch bei chronischen Entzündungen kann es aufgrund von Vernarbungen der Gallenwege zu Engstellen kommen.

!

Typische Beschwerden beim Gallenstau: Gelbfärbung der Augen und Haut, Entfärbung des Stuhls und Verfärbung des Urins.

Ein Gallenstau verursacht ganz typische Beschwerden. Häufig fällt zuerst eine Gelbfärbung der Augen und der Haut auf, manchmal in Verbindung mit einem quälenden Juckreiz. Zusätzlich kommt es dabei häufig zu einer Entfärbung des Stuhls und zu einer deutlichen Verfärbung des Urins. In einigen Fällen können sich die Gallenwege durch Darmbakterien infizieren. Dann kommt es zu Fieber und Schüttelfrost.

Die Therapie des Gallenstaus soll eine möglichst schnelle Entlastung der Gallenwege bewirken. Hierzu wird mit einem Endoskop ein Röhrchen in die Gallenwege eingelegt, sodass die Gallenflüssigkeit wieder ungehindert in den Darm abfließen kann. In manchen Fällen reicht es auch, wenn man eine Engstelle einfach mit einer Art Ballon aufweitet. Wenn Gallensteine einen Gallenstau verursachen, ist die Therapie der Wahl die Entfernung der Gallensteine (ebenfalls mit einem Endoskop). Betroffene, die aufgrund einer Infektion der Gallenwege unter Fieber und Schüttelfrost leiden, bekommen zusätzlich ein Antibiotikum.

Juckreiz

!

Juckreiz kann bei verschiedenen Lebererkrankungen auftreten.

Ein Symptom von Lebererkrankungen kann Juckreiz sein, der zum Beispiel bei einem Aufstau von Gallenflüssigkeit (Galle) entsteht. In solchen Fällen kann diese nicht ausreichend über die Gallenwege in den Darm abfließen. Weiterhin kann sich Juckreiz bei Erkrankungen der kleinen Gallenwege entwickeln, wie es zum Beispiel häufig bei der PBC (primär biliäre Cholangitis) der Fall ist.

Juckreiz ist außerdem ein schwerwiegendes Symptom bei der Schwangerschafts-Cholestase, die im letzten Drittel einer Schwangerschaft auftreten kann.

„Leber-Juckreiz" kann an der ganzen Haut auftreten, betrifft aber häufig Arme und Beine. Viele Patienten berichten, dass der Juckreiz besonders abends und nachts stärker werde. Die Ursachen für die Entstehung von Juckreiz bei Lebererkrankungen sind noch nicht alle erforscht. In den letzten Jahren haben holländische und deutsche Wissenschaftler einen besonderen Aktivator von Nervenzellen, die Lysophosphatidsäure, identifiziert, der durch das Enzym Autotaxin gebildet wird. Möglicherweise ergeben sich hieraus für die Zukunft neue Therapieansätze.

Zur Therapie von Juckreiz können Substanzen eingesetzt werden, die Gallensäuren im Darm binden, oder sogenannte „Enzym-Induktoren", die den Transport von Medikamenten und Gallensäuren in die Galle steigern. Weiterhin werden Medikamente gegeben, die die Wahrnehmung des Juckreizes beeinflussen. In Extremfällen können auch so genannte „Leberdialysen" durchgeführt werden, die Gallensäuren aus dem Blut entfernen und für eine Zeit Linderung verschaffen können.

DIE LEBERTRANSPLANTATION – OFT DIE LETZTE CHANCE AUF HEILUNG!

Bei der Lebertransplantation wird die unheilbar geschädigte Leber des Patienten durch das gesunde Organ eines verstorbenen Spenders ersetzt. In Sonderfällen wird das Splitleberverfahren gewählt, wobei eine Spenderleber für zwei Empfänger geteilt wird. Auch die Lebendspende, die Transplantation eines Teils der Leber eines Gesunden, ist eine Möglichkeit.

Die Transplantation

!

Lebertransplantationen sind etablierte Therapien, bleiben aber dennoch anspruchsvoll.

Begünstigt wird jede Transplantation durch die große Regenerationsfähigkeit der Leber. Früher war die Transplantation ein experimentelles Vorgehen mit ungewissem Ausgang, heute ist sie ein etabliertes Verfahren, bleibt aber dennoch anspruchsvoll. Allein in Deutschland wurden bislang über 30 000 Lebern transplantiert, davon allein über 8000 in den letzten zehn Jahren. Die Erfolgsrate ist hoch und steigt dank optimierter Nachbehandlung und verbesserter Operationstechnik weiter. Etwa 80 Prozent der transplantierten Organe sind nach fünf Jahren noch funktionsfähig, was auch für die Leberlebendspende gilt. Die Überlebenswahrscheinlichkeit hängt wesentlich von der Grundkrankheit des Patienten und seinem allgemeinen Gesundheitszustand zum Zeitpunkt der Operation ab. Patienten, die die ersten Monate ohne Komplikationen überstehen, können oft ihr normales Leben wieder aufnehmen.

Eine Leber für zwei Empfänger

1967 gelang dem US-Chirurgen Thomas Earl Starzl in Colorado die erste erfolgreiche Transplantation einer Leber – der Patient überlebte mehr als ein Jahr. Die weltweit erste Lebertransplantation hatte Starzl 1963 an einem Dreijährigen vorgenommen, der jedoch während des Eingriffs an Gerinnungsstörungen starb. 1969 nahm Alfred Gütgemann am Universitätsklinikum Bonn erstmals eine Lebertransplantation in Deutschland vor.

Ein Pionier auf diesem Gebiet in Deutschland war der Chirurg Rudolf Pichlmayr (1932 bis 1997), lange Leiter der Abteilung für Abdominal- und Transplantationschirurgie der Medizinischen Hochschule Hannover (MHH). Der Begriff „Transplantationsmedizin" geht auf Pichlmayr zurück. 1988 nahm Pichlmayr die weltweit erste „Split-Liver-Transplantation" vor – die Spenderleber wurde geteilt und in zwei Empfänger transplantiert. Pichlmayr war an der MHH an fast 4300 Transplantationen von Leber, Niere und Pankreas beteiligt.

Trotz eines gewissen Operationsrisikos, des hohen technischen Aufwands und ebenso hoher Kosten ist die Transplantation die Therapie der Wahl bei konservativ nicht mehr zu beherrschenden Lebererkrankungen im Endstadium. Der häufigste Grund für eine Transplantation in den westlichen Ländern ist heute die Leberzirrhose, die durch verschiedene Lebererkrankungen verursacht sein kann. Bis vor einigen Jahren war die Leberzirrhose aufgrund einer chronischen Hepatitis C der häufigste Grund für eine Lebertransplantation. Durch die neuen Medikamente für diese Erkrankung hat sich das geändert. Inzwischen werden Lebertransplantationen in Deutschland vor allem aufgrund einer alkoholbedingten Leberzirrhose, einer Fettlebererkrankung und deren Folgen oder des hepatozellulären Karzinoms notwendig. Neben den Folgen einer chronischen Lebererkrankung gibt es auch Situationen, in denen sehr rasch gehandelt werden muss: Kommt es beispielsweise nach einer Vergiftung (zum Beispiel durch Knollenblätterpilz oder Paracetamol) zu einem akuten Leberversagen, muss unter Umständen sofort transplantiert werden.

Gerechte Verteilung

Für die optimale Verfügbarkeit von Spenderorganen sorgt die Stiftung Eurotransplant mit Sitz in Leiden, Holland, die Organspenden in den Beneluxländern, Deutschland, Österreich, Slowenien, Kroatien und Ungarn vermittelt. Im Rahmen von Eurotransplant arbeiten alle Transplantationszentren der Länder zusammen. Ähnliche Organisationen gibt es in den meisten westlichen Ländern.

Da die Leber (anders als die Niere) im Falle eines Versagens nicht durch maschinelle Verfahren ersetzt werden kann, ist die sogenannte „Leber-Warteliste" in Wahrheit eine „Dringlichkeitsliste", die für das gesamte Gebiet von Eurotransplant gilt. Die Dringlichkeit wird hierbei bei jedem einzelnen Patienten über ein Punktesystem anhand der drei Laborwerte Bilirubin, Kreatinin und INR, dem internationaler Messwert zur Angabe der Blutgerin-

!

Bei der Transplantation ist nicht mehr die Wartezeit des Patienten ausschlaggebend, sondern der MELD-Wert.

nungszeit, ermittelt. Damit werden Lebersyntheseleistung, Nierenfunktion und Leberentgiftungsfunktion beurteilt. Je höher dieser sogenannte MELD-Wert (Model for end-stage Liver Disease – Formel für Leberkrankheit im Endstadium) ist, desto schlechter ist die aktuelle Organfunktion und umso früher kann der Patient mit einer Transplantation rechnen. Die Einführung der Vergabe der Organe aufgrund des MELD-Wertes hat die Sterblichkeit auf der Warteliste reduziert. Es gibt jedoch bestimmte Patientengruppen, die zwar auch eine gewisse Dringlichkeit für eine Transplantation haben, die sich aber nicht in den genannten Laborwerten abbildet. Hierfür existieren der sogenannte „match-MELD" oder die „standard exception criteria (SE)". Das gilt beispielsweise für Patienten mit einem hepatozellulären Karzinom, PSC oder Zystenlebern. Für diese Patienten werden nach Erfüllung bestimmter Kriterien Sonderpunkte vergeben. Bei der Entscheidung über eine Transplantation spielen auch Faktoren wie die Blutgruppe und das Spendenalter eine Rolle. Ausnahmen von der

Die Regenerationsfähigkeit der Leber begünstigt die Transplantation.

WAS WILLST DU DENN HIER ?
DU BIST DOCH VIEL ZU KLEIN FÜR DEN JOB!
HABT IHR EINE AHNUNG, WIE SCHNELL ICH WACHSEN KANN!

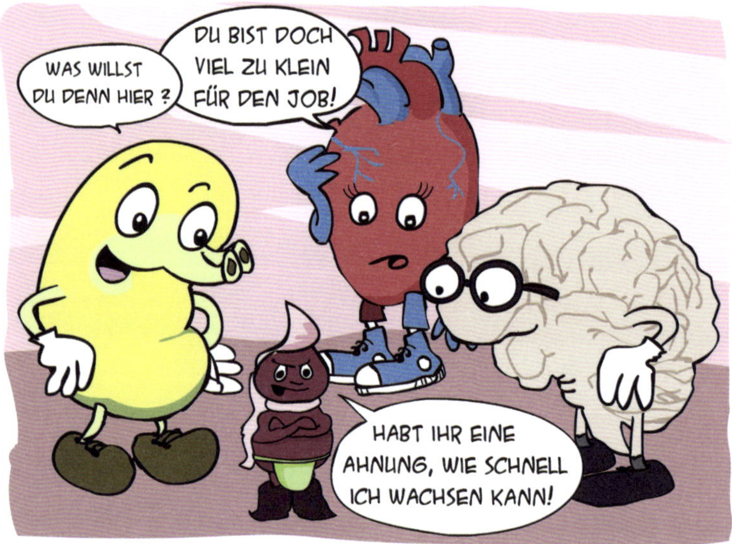

Regel sind aber möglich. Dies gilt zum Beispiel für den Fall der fulminanten Hepatitis, dem akuten Leberversagen einer vorher gesunden Leber. In einer solch dramatischen Situation greift ein spezielles Organvergabeverfahren, die „HU-Transplantation“ (high urgency – höchste Dringlichkeit). Die Patienten erhalten in der Regel innerhalb von zwei, drei Tagen eine neue Leber.

Der günstigste Zeitpunkt für eine Transplantation ist, wenn beim Patienten zwar die Leber nicht mehr länger funktioniert, aber andere Organsysteme, besonders Nieren und Gehirn, noch keinen Schaden genommen haben. Die Entscheidung, wann operiert werden soll, fällen Spezialistenteams aus Leberärzten, Narkoseärzten, Transplantationschirurgen, Psychiatern und Ärzten aus einem weiteren medizinischen Fach, das nicht direkt mit der Transplantation zu tun hat, im für den Patienten zuständigen Transplantationszentrum – und nicht zuletzt der Patient und seine Familie. Die Suche nach geeigneten Spenderorganen ist einfacher als etwa bei Nierentransplantationen, denn Spender und Empfänger müssen lediglich in der Blutgruppe und ungefähr in Größe und Gewicht übereinstimmen. An das Spenderorgan werden aber hohe Ansprüche gestellt, die Leber muss möglichst gesund sein, was aufgrund des Organmangels eine große Herausforderung ist. Spezielle Infektionen des Spenders und des Empfängers, schwere Herz- und Lungenkrankheiten des Empfängers, lebensbedrohliche angeborene Fehlbildungen, Tochtergeschwülste eines Krebses und fortgesetzter Drogen- oder Alkoholmissbrauch des Empfängers sowie eine fehlende Motivation oder Mitarbeit seitens der Patienten machen eine Transplantation unmöglich.

!

Für eine Transplantation muss die Spenderleber möglichst gesund sein.

„Don't die like me"

Einer der bekanntesten Lebertransplantierten Großbritanniens war George Best, ein nordirischer Fußballspieler, der über zehn Jahre für Manchester United spielte. Best pflegte wohl einen exzessiven Lebensstil, der unter anderem Alkoholmissbrauch umfasste. Er trat betrunken bei öffentlichen Veranstaltungen und im Fernsehen auf, verlor mehrfach seinen Führerschein wegen Trunkenheit am Steuer.

Nach einer Leberzirrhose erhielt er 2002 eine neue Leber, trank jedoch weiter, was ihm große Kritik einbrachte. Sein Gesundheitszustand verschlechterte sich immer mehr. 2005 kam eine Niereninfektion als Folge der Immunsupressiva (Medikamente zur Unterdrückung des Immunsystems) nach der Transplantation dazu. Er starb schließlich im November des Jahres.

Offenbar sah Best seinen Lebenswandel zum Schluss selbst sehr kritisch. Kurz vor seinem Tod ließ er ein Foto von sich im Krankenbett mit der Botschaft „Don't die like me" (Stirb nicht wie ich) in der Zeitung „News of the world" abdrucken.

Pro Organspende

Nach wie vor gibt es in Deutschland zu wenig Spenderorgane. Jährlich ist die Zahl neu angemeldeter Patienten auf der Warteliste der Stiftung Eurotransplant größer als die Zahl geeigneter Spenderorgane. Während im Jahr 2020 1297 Patienten neu angemeldet wurden, konnten lediglich 746 Transplantationen durchgeführt werden. Es versterben weiterhin zu viele Patienten, die auf der Warteliste für eine Lebertransplantation stehen, aufgrund des Mangels an geeigneten Spenderlebern. Im internationalen Vergleich rangiert Deutschland noch immer weit hinten bei der Organspende. Auch Sie können einen Beitrag leisten – mit einem Organspendeausweis oder mit einem Eintrag im Organspende-Register! Den Ausweis gibt es kostenlos unter (0800) 904 04 00 oder in vielen Kliniken, Praxen und Apotheken.

Die Nachsorge

Nach der Transplantation wird der Patient intensivmedizinisch überwacht, dann folgen die normale Krankenhausstation und eine mehrwöchige Rehabilitation. Die Transplantation ist jedoch kein Eingriff wie jeder andere: Der Patient lebt nun mit dem Organ eines anderen Menschen – eine einfühlsame psychologische Begleitung ist daher wichtig. Außerdem muss er lebenslang Medikamente zur Unterdrückung des Immunsystems einnehmen, denn der Körper wird das neue Organ als fremd erkennen und abstoßen. Dies kann zum Organversagen führen. Um das zu vermeiden, müssen die Medikamente unbedingt regelmäßig (jeden Tag und zur gleichen Zeit) eingenommen werden. Die Einnahme dieser Medikamente führt zu einem erhöhten Risiko für andere Erkrankungen, beispielsweise des Herz-Kreislauf-Systems, der Nieren, der Nerven sowie der Entstehung von Tumoren. Am häufigsten sind jedoch Infektionen. Es gilt daher der Grundsatz der Transplantationsmedizin: So viel Immunsuppression wie nötig, aber so wenig wie möglich. Für eine gute Nachbehandlung ist eine lebenslange Anbindung an das Transplantationszentrum sinnvoll.

!

Immunsuppressiva sollen verhindern, dass die neue Leber als körperfremdes Organ abgestoßen wird.

Diese Infektionskrankheiten sind aufgrund der Immunsuppression oft schwerer zu behandeln als bei „normalen" Menschen. Auch die „neue" Leber unterliegt chronischen Schädigungsprozessen, was zu einer erneuten Fibrose bis hin zur Zirrhose der transplantierten Leber führen kann. Eine regelmäßige Kontrolle der Leberfunktion sowie des Lebergewebes durch Blutuntersuchungen, spezielle Ultraschalluntersuchungen und gegebenenfalls auch Leberbiopsien ist zum langfristigen Erhalt des Transplantats unabdingbar.

Trotz aller medizinischen Fortschritte besteht in Einzelfällen auch das Risiko, dass die neue Leber versagt.

Ernährung nach Lebertransplantation

Zur Nachsorge der Lebertransplantation gehört auch die Anpassung der Ernährung. Eine spezielle Diät muss nach einer Lebertransplantation nicht eingehalten werden. Grundsätzlich sollte man auf eine gesunde, ausgewogene Ernährung achten und ein normales Gewicht anstreben.
Aufgrund der Medikamente zur Immunsuppression kann es zu einem Mangel bei bestimmten Mikronährstoffen (beispielsweise Vitamin D, Kalzium oder Magnesium) kommen. Dieser sollte vermieden werden. Einige Lebensmittel können Wechselwirkungen mit diesen Medikamenten hervorrufen. Daher sollten Grapefruits, Granatäpfel, Pampelmusen, Johanniskraut und Cranberrys nicht verzehrt werden.

Der Küchenhygiene kommt nach der Lebertransplantation eine besondere Bedeutung zu. Dabei gilt unter anderem, frisches Obst und Gemüse vor dem Verzehr gut zu waschen, Lebensmittel kühl zu lagern, Eier und tierische Lebensmittel nur durchgegart zu essen und auf Rohmilchprodukte zu verzichten. Abgelaufene oder verdorbene Lebensmittel dürfen nicht mehr verzehrt werden, Küchengeschirr sollte nach jedem Gebrauch heiß und mit Spülseife gereinigt werden.

LEBERERKRANKUNGEN UND ERNÄHRUNG

Bei einer chronischen Lebererkrankung hängt die Ernährung von der noch bestehenden Leberfunktion ab – bei normaler Leberfunktion muss prinzipiell keine spezielle Leberdiät eingehalten werden.

Die Leber ist das zentrale Organ für den menschlichen Stoffwechsel, daher spielt die richtige Ernährung – auch und vor allem – bei einer chronischen Lebererkrankung eine wichtige Rolle. Man sollte sich ausgewogen und vollwertig ernähren. Das wichtigste Prinzip ist dabei, nicht in die eine oder andere Richtung zu übertreiben. Sowohl Über- als auch Untergewicht, aber auch eine Fehlernährung sollte vermieden werden. Es kommt nicht nur darauf an, wie viel, sondern auch, was man isst. Zunächst sollte man den eigenen „Ernährungsstatus" feststellen – die wichtigste Größe dazu ist das Körpergewicht, wozu man einfach auf eine Waage steigen muss. Exakter geht es mit dem sogenannten Body-Mass-Index (BMI), bei dem neben dem Gewicht auch die Körpergröße einbezogen wird. Ihren persönlichen BMI können Sie dem nachfolgenden Nomogramm entnehmen.

Richtige Ernährung ist einfach, sofern man sich konsequent an einige Regeln hält. Grundsätzlich bestehen unsere Nahrungsmittel aus verschiedenen Nährstoffen wie Kohlenhydraten, Eiweißen und Fetten. Sie sind die Energielieferanten des Körpers. Einige Nährstoffe, wie bestimmte Aminosäuren und Fettsäuren sind lebens-

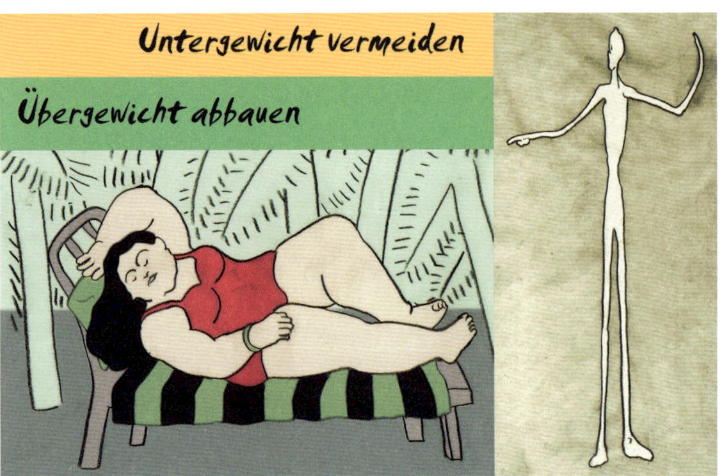

Wichtig ist, bei der Ernährung in keine Richtung zu übertreiben.

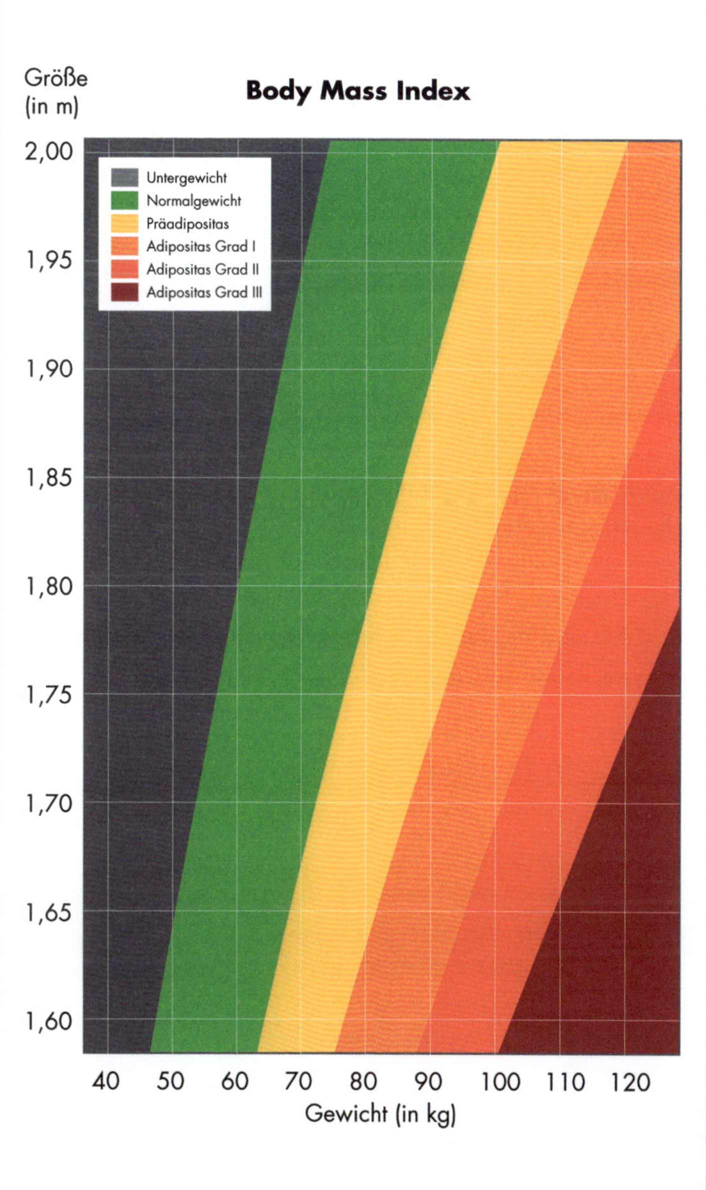

Nomogramm BMI

notwendig für den Bau- und den Betriebsstoffwechsel unseres Körpers. Weitere Nahrungsbestandteile sind Vitamine, Mineralstoffe und Ballaststoffe.

Die Bestandteile der Nahrung

Kohlenhydrate – Turbo für den Körper

Kohlenhydrate sind ein Hauptbestandteil der Nahrung und stellen den wichtigsten Energielieferanten für unseren Körper dar. Sie machen im Allgemeinen etwa 50 Prozent der Gesamtenergiezufuhr aus. Es lassen sich verschiedene Gruppen unterscheiden: die Einfach-, Zweifach- und Mehrfachzucker sowie die Ballaststoffe als weitgehend unverdauliche Nahrungsbestandteile.

Je einfacher die Zucker aufgebaut sind, desto schneller ist die Energie verfügbar, aber auch wieder verbraucht. Bei der Ernährung sollten daher komplexe Mehrfachzucker bevorzugt werden, wie sie zum Beispiel in Vollkornprodukten, dunklem Brot, Kartoffeln oder Nudeln enthalten sind.

Manche Kohlenhydrate sind für den Körper nicht direkt verwertbar. Diese werden als Ballaststoffe bezeichnet und erfüllen dennoch wichtige Aufgaben. Über eine Verzögerung der Magenentleerung, eine Steigerung des Sättigungsgefühls und eine verzögerte Nährstoffaufnahme haben sie positive Effekte und sind damit wichtiger Bestandteil einer gesunden Ernährung. Auch bei Neigung zu harten Stuhlgängen sollte man zur Verbesserung der Stuhlkonsistenz auf eine ballaststoffreiche Ernährung achten.

Eiweiße – auch für Leberkranke wichtig

Eiweiße (auch Proteine genannt) sind aus verschiedenen Aminosäuren aufgebaut. Einige davon sind essentiell. Das heißt, der Körper kann sie nicht selbst herstellen, sondern muss sie mit der Nahrung aufnehmen. Neben der Funktion als Energielieferant sind die

Aminosäuren wichtig für den Aufbau körpereigener Proteine. Chronisch Leberkranke mit einer normalen Leberfunktion dürfen Milch- und Eiweißprodukte ebenso wie Fleisch in normalen Maßen ohne Bedenken zu sich nehmen.

Fette – es kommt darauf an

Etwa 30 Prozent des täglichen Energiebedarfs sollten durch Fette gedeckt werden. Es gilt jedoch: Fett ist nicht gleich Fett. Man sollte auf eine ausreichende Aufnahme ungesättigter Fettsäuren, die zum Beispiel in pflanzlichen Ölen enthalten sind, achten. Ähnlich wie

5
4
1
6
7
3
2
Quark
1 Getränke
2 Obst, Gemüse
3 Hülsenfrüchte, Nüsse
4 Getreide/-produkte, Kartoffeln
5 Öle, Fette
6 Milch, Milchprodukte
7 Fleisch, Wurst, Fisch, Eier

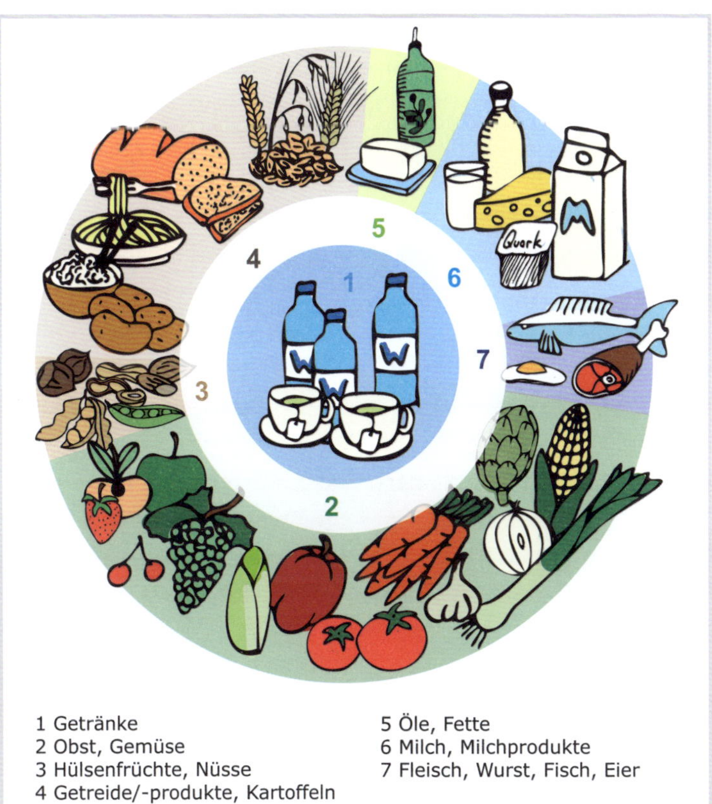

Der Ernährungskreis zeigt, wie sich eine ausgewogene Ernährung zusammensetzen sollte, erstellt nach den Empfehlungen der Deutschen Gesellschaft für Ernährung e. V. (DGE), März 2024

bei den Eiweißen/Aminosäuren gibt es auch hier essentielle Fettsäuren, die der Körper nicht selber bilden kann.

Vitamine und Mineralstoffe – wichtig für eine ausgewogene Ernährung

Die meisten Vitamine sind essentielle Substanzen und müssen mit der Nahrung aufgenommen werden. Grob unterscheidet man fett- und wasserlösliche Vitamine. Auch eine ausreichende Versorgung mit Mineralstoffen und Spurenelementen ist wichtig. Im Normalfall nimmt der Mensch bei einer ausgewogenen Ernährung genügend Vitamine und Mineralstoffe zu sich. Die Einnahme von speziellen Vitaminpräparate ist fast nie notwendig. Bestimmte Lebererkrankungen, wie zum Beispiel im Rahmen eines schweren Alkoholmissbrauchs, gehen typischerweise mit einem Vitaminmangel einher. Dann sollte eine Substitution unter ärztlicher Kontrolle erfolgen. Bei Patienten mit einer Leberzirrhose können bestimmte Spurenelemente wie zum Beispiel Zink deutlich erniedrigt sein. Abzuraten ist von einer unkontrollierten Einnahme von Eisenpräparaten, da es bei vielen entzündlichen Lebererkrankungen zu einer Vermehrung des Speichereisens in der Leber kommen kann.

Übergewicht – Hauptursache des Übels

!

Übergewicht stellt für Lebererkrankungen einen wichtigen Risikofaktor dar.

Heutzutage stellt Fettleibigkeit ein Problem für verschiedene Organe dar, so auch für Erkrankungen der Leber. Auch Gallensteine können eine Folge von Übergewicht sein. Aber: Gewichtsreduktion lohnt sich. Ihre Leber dankt es Ihnen! Häufig geht Übergewicht mit der Entwicklung einer Lebersteatose, also Fettleber, einher. Diese kann sich durch eine Gewichtsreduktion oft zurückbilden. Patienten mit fortgeschrittener Lebererkrankung können trotz Übergewicht unter einer Mangelernährung und einem Abbau der Muskelmasse (Sarkopenie) leiden. Dies sollte unbedingt vermieden werden.

Leckerbissen Leber

Im „Appetit-Lexikon“, erschienen 1894 in Wien, wird die tierische Leber („das Bedeutendste unter den Baucheingeweiden“) als Speise empfohlen, die „im Nährwerth wie in Verdaulichkeit dem magern Muskelfleische gleich oder doch äußerst nahe“ komme. Fischleber sei zwar weniger nahrhaft, aber wegen seines „höhern Procentsatzes an Extractivstoffen an sich schmackhafter, sodass Hechtleber und Quappenleber beinahe der berühmten Gänseleber gleich gestellt werden. Außer diesen dreien gelten noch die Reh-, die Kalbs- und die Lammsleber sowie die Hühner-, Enten- und die Taubenleber für Leckerbissen“. Mit einem gewissen Kopfschütteln berichtet das Lexikon über die Hammelleber, die „in Schottland zu einem eigenartigen Ragout (Haggis) verarbeitet, und von den Arabern in Mesopotamien wird sie sogar roh gegessen. Guten Appetit, ihr Herren!“.

Wie viel Energie brauchen wir?

Die wichtigsten Größen unseres Energiebedarfs sind der Grundumsatz des Körpers sowie die Energie, die wir durch körperliche Aktivität verbrauchen. Etwa 60 bis 75 Prozent unseres Energieverbrauchs werden durch den Grundumsatz bestimmt. Dieser ist bei Männern höher als bei Frauen und sinkt mit zunehmendem Alter. Bei bestimmten Erkrankungen der Leber kann sich der Grundumsatz erheblich erhöhen. Da wir den Grundumsatz nicht wesentlich beeinflussen können, müssen wir zur Änderung unseres Körpergewichts die körperliche Aktivität steigern und/oder die zugeführte Energie reduzieren.

Richtige Ernährung bei Lebererkrankungen

!

Gemäßigte Kalorienzufuhr bedeutet nicht „weniger Fett“, sondern „weniger Energie“.

Richtige Ernährung bei Fettleber und Übergewicht

Wer unter einer Fettleber und Übergewicht leidet, profitiert in der Regel von einer gemäßigten Kalorienzufuhr. Experten empfehlen ein tägliches Energiedefizit von 500 Kalorien, um einen adäquaten Gewichtsverlust zu erzielen und dadurch die Fettspeicher in der Leber abzubauen. Dabei spielt es letztlich keine Rolle, welche Diät eingehalten wird. Viel wichtiger ist eine Lebensstilmodifikation, die eine Änderung der Ernährungsgewohnheiten und Zunahme der körperlichen Aktivität umfasst. Bei konsequenter Gewichtsreduktion lassen sich erfreuliche Ergebnisse erzielen. Empfohlen wird eine mediterrane Kost; Getränke und Gerichte mit konzentrierter Fruktose sollten vermieden werden. Bei dem parallelen Vorliegen einer Zirrhose sollte unbedingt auf eine ausreichende Proteinaufnahme geachtet werden, um einen Muskelabbau zu verhindern.

Richtige Ernährung bei akuter Hepatitis

Es gibt bei akuter Leberentzündung keine spezielle Ernährungstherapie. Die Betroffenen sollten reichlich Energie, in der Regel 2500 bis 3000 Kalorien pro Tag zu sich nehmen, am besten verteilt auf fünf bis sechs Mahlzeiten am Tag. Eine fettreduzierte Diät ist hingegen nicht nötig.

Richtige Ernährung bei Leberzirrhose

Mangelernährung und der Verlust an Muskelmasse sind bei Patienten mit Leberzirrhose häufig und mit einer schlechteren Prognose assoziiert. Oft kommt es im Rahmen der Lebererkrankung zur Entwicklung eines Hungerstoffwechsels mit vermehrtem Proteinabbau sowie Zunahme der Fettverbrennung (der sogenannten Sarkopenie). Der Grundumsatz ist erhöht. Verstärkt wird die Gefahr der Mangelernährung durch andere Faktoren wie Geschmacksstörungen und eine eingeschränkte Darmmotilität. Dennoch ist es sehr wichtig, genügend Energie mit der Nahrung aufzunehmen. Eine Energieaufnahme von mindestens 35 kcal/kg Körpergewicht pro Tag wird empfohlen. Um einen Muskelabbau zu verhindern, sollte auf eine ausreichende Proteinaufnahme geachtet werden (1,2 g bis 1,5 g/kg Körpergewicht pro Tag). Grundsätzlich gilt, dass die Einnahme von ausreichend Kalorien und Protein wichtiger als die Einhaltung bestimmter Diäten ist.

!

Um Muskelschwund zu vermeiden, müssen Patienten mit Leberzirrhose ausreichend Eiweiß zu sich nehmen.

Es gibt verschiedene Tipps für den Alltag, die helfen können, diese Empfehlungen umzusetzen. Eine professionelle Ernährungsberatung kann ergänzend sehr hilfreich sein. Neben den Hauptsollten Zwischenmahlzeiten sowie insbesondere eine Spätmahlzeit einschließlich mehrerer Portionen Eiweiß eingenommen werden. Zu empfehlende proteinreiche Nahrungsmittel sind zum Beispiel Milch- und Käseprodukte, aber auch Erbsen, Bohnen und Linsen. Bei Fleischkonsum sollte Geflügel bevorzugt werden. Zudem gilt es auf eine fettreiche Ernährung zu achten. Bei Bedarf können Spei-

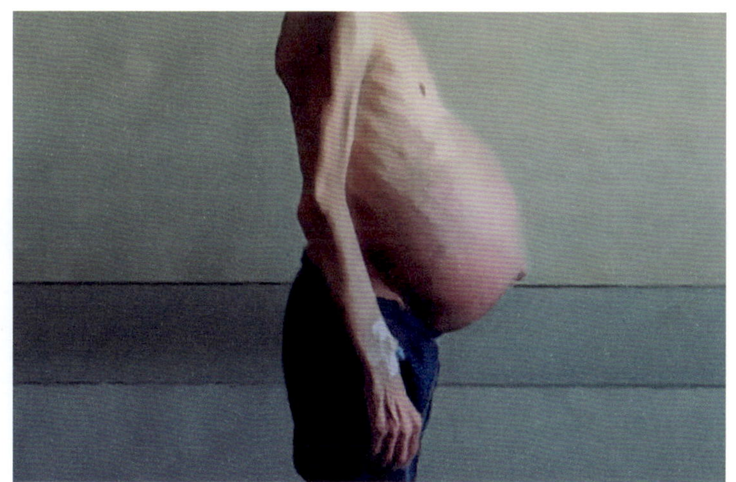

Patienten mit einer Leberzirrhose können trotz massivem Verlust an Fett- und Muskelmasse durch viel Bauchwasser (Aszites) ein normales Körpergewicht haben.

sen mit Sahne, Crème fraîche oder Schmand angedickt werden. Nicht zu kurz kommen sollte eine ausreichende Menge an Obst und Gemüse.

Patienten mit anderen Erkrankungen neben der Leberzirrhose, zum Beispiel Übergewicht oder Diabetes mellitus, müssen weitere Aspekte berücksichtigen und in ihr Konzept integrieren. So wird empfohlen, bei Übergewicht die Kalorienzufuhr zu reduzieren, aber trotzdem auf eine ausreichende Proteinmenge zu achten, um einen Verlust von Muskelmasse zu verhindern. Diesem lässt sich zudem durch regelmäßige körperliche Aktivität und Bewegung entgegenwirken.

Richtige Ernährung bei akut-auf-chronischem Leberversagen

Bei Patienten mit Leberzirrhose und akuten Komplikationen (zum Beispiel Infektionen oder Nierenversagen) ist es wichtig, eine ausreichende Ernährung sicherzustellen. Die Patienten benötigten in solchen Phasen akuter Stresssituationen viel Energie. Falls sie nicht ausreichend essen können, müssen alternative Möglichkeiten, wie eine zusätzliche Kalorienzufuhr über eine Magensonde, in Erwägung gezogen werden.

Richtige Ernährung bei Ösophagusvarizen

Aufgrund der Verletzungsgefahr der betroffenen Speiseröhre sollte man auf harte und scharfkantige Speisen verzichten. Dies gilt vor allem dann, wenn Krampfadern kürzlich mit einem Endoskop behandelt wurden.

Richtige Ernährung bei Aszites

Ein wichtiger Mechanismus der Entstehung von Bauchwasser bei Leberzirrhose ist eine verringerte Natriumausscheidung über den Urin. In der Folge kommt es zu einer veränderten Wasserverteilung im Körper. Neben medikamentösen Ansätzen ist bei Patienten mit unkompliziertem Aszites eine moderate Salzreduzierung empfohlen (4,6 bis 6,9 g Salz pro Tag). Auf salzreiche Fertiggerichte sollte verzichtet werden, ein zu starker Verzicht auf Salz birgt jedoch auch Risiken. Da Salz ein wichtiger Geschmacksstoff ist, muss darauf geachtet werden, dass die Salzrestriktion nicht auf Kosten der Kalorienzufuhr geht.

Richtige Ernährung bei hepatischer Enzephalopathie

Entgegen der langjährigen Meinung empfiehlt man heutzutage nicht mehr grundsätzlich die Reduzierung von Protein bei hepatischer Enzephalopathie. Die Patienten sollten genauso viel Energie und Proteine wie andere Zirrhosepatienten zu sich nehmen. Als Eiweißquellen sollten bevorzugt Gemüse und Milchprodukte dienen.

Richtige Ernährung bei Morbus Wilson

Bei Morbus Wilson sollte ein übermäßiger Konsum von kupferreichen Lebensmitteln (zum Beispiel Innereien und Schalentiere, aber auch Nüsse und dunkle Schokolade) vermieden werden. Es ist auch Vorsicht geboten bei hohem Kaffeekonsum oder Genuss von zu viel schwarzem Tee. Bei zuverlässiger Einnahme der Medikamente ist in der Regel im Verlauf eine sehr kupferarme Ernährung nicht notwendig. Trinkwasser in Deutschland enthält nur geringe Mengen Kupfer.

Richtige Ernährung bei Hämochromatose

Patienten mit Hämochromatose unter regelmäßiger Aderlasstherapie müssen keine zusätzliche eisenarme Diät einhalten. Die Einnahme eisenhaltiger Vitaminpräparate oder eisenangereicherter Speisen wie Cerealien sollte vermieden werden.

Was sonst noch wichtig ist

Richtig trinken

Ausreichendes Trinken ist auch bei Erkrankungen der Leber wichtig. Bevorzugt sollten ungesüßte Getränke zu sich genommen werden. Ausnahme von dieser Regel stellt ein Natriummangel mit Überwässerung (wie bei Patienten mit Aszites) dar; hier kann eine Begrenzung der Flüssigkeitsmenge sinnvoll sein.

Kaffee ist gut!

!

Kaffee ist grundsätzlich gut für die Leber – dabei gilt „viel hilft viel".

Im Gegensatz zur landläufigen Meinung schadet der Genuss von Kaffee Patienten mit chronischer Lebererkrankung keineswegs! Kaffee entfaltet sogar eine schützende Wirkung für die Leber, die Leberwerte können sinken. Patienten mit Kaffeekonsum und chronischer Lebererkrankung zeigten ein geringeres Risiko für die Entwicklung einer Leberzirrhose und eines Leberzellkrebses. Aufgrund der Studienlage hat diese Empfehlung sogar Eingang in die Leitlinien gefunden. Patienten, die gerne Kaffee trinken, können

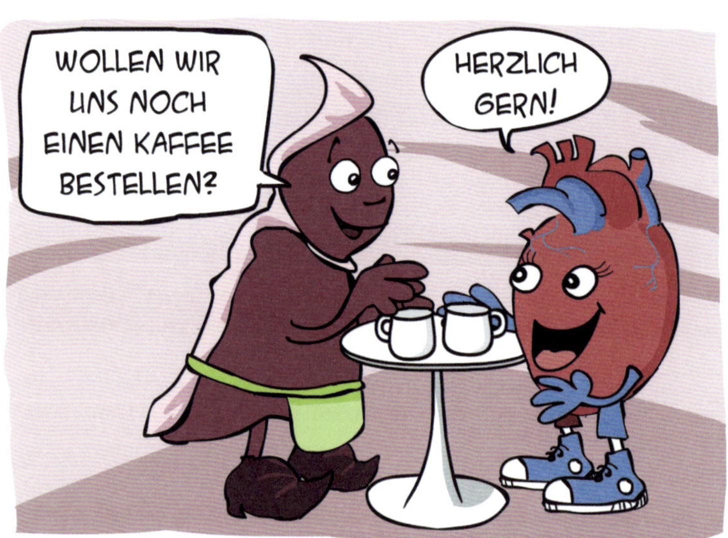

Kaffee entfaltet eine schützende Wirkung für die Leber.

ihn also weiterhin genießen, gerne nach dem Motto „Viel hilft viel". Die gleiche Wirkung hat schwarzer Tee. Grundsätzlich kann man leberkranken Patienten empfehlen, täglich vier bis fünf Tassen Kaffee oder schwarzen Tee zu trinken, sofern keine Herzerkrankung vorliegt.

Stopp für Alkohol
Alkohol schädigt die kranke Leber. Eine regelmäßige Zufuhr fördert die Entwicklung einer Leberzirrhose. Für Patienten mit einer chronischen Lebererkrankung gilt „null Promille".

Multivitamine

Bei einer ausgewogenen Ernährung ist die zusätzliche Einnahme von Multivitaminpräparaten nicht notwendig, da der Bedarf an Vitaminen und Spurenelementen mit der normalen Kost gedeckt wird. Multivitaminpräparate sind nur sinnvoll, wenn Sie es nicht schaffen, die empfohlene Menge an Obst und Gemüse zu essen, und somit langfristig ein Mangel an Vitaminen entsteht. Bei Patienten mit Leberzirrhose ist aber ein Vitamin-D-Mangel ebenso häufig wie ein Zink-Mangel. Daher kann die Gabe von Vitamin D und/oder Zink erwogen werden.

Weitere Informationen zur lebergesunden Ernährung bietet „Das große Kochbuch für die Leber" der Deutschen Leberstiftung. Insbesondere Menschen mit Fettleber(erkrankung), Leberzirrhose, Hämochromatose, Morbus Wilson oder nach einer Lebertransplantation finden dort wichtige Informationen und zahlreiche Rezepte für eine bedarfsgerechte Ernährung.

Freiverkäufliche Arzneimittel

!

Bei pflanzlichen Präparaten ist vor Einnahme eine Rücksprache mit dem Arzt wichtig.

Silymarin, das aus der Mariendistel gewonnen wird, kann frei als Medikament gegen Lebererkrankungen gekauft werden. Die Wirksamkeit ist umstritten. Freiverkäuflich sind auch Präparate mit Extrakten aus Artischocke und Schafgarbe. Sie sollen den Gallefluss anregen und als Radikalfänger wirken. Für positive Effekte beim Menschen gibt es dazu allerdings keine aussagekräftigen Untersuchungen. Grundsätzlich gilt: Pflanzlich ist nicht immer gut. Einige pflanzliche Präparate können die Leber schädigen und sogar zu akutem Leberversagen führen.

Der Leberreim

Im 17. Jahrhundert kam in Deutschland der Brauch auf, bei Tisch aus dem Stand einen Leberreim aufzusagen, sofern die Leber als Speise aufgetragen wurde. Der Brauch ging wohl auf die Lehre zurück, dass die Leber der Sitz der Affekte war. Beliebt waren witzige Zwei- bis Vierzeiler, gerne als Nonsensgedicht. Etwa in dieser Art:

„Die Leber stammt von einem Hecht und nicht von einem Zander
Die Gräten schaff ich nicht allein, wir essen miteinander.
Die Leber stammt von einem Hecht, vom Neunauge mitnichten
Ich könnte auf den ganzen Fisch – nie auf den Wein verzichten."

1882 reimte Theodor Fontane in den „Wanderungen durch die Mark Brandenburg":

„Die Leber stammt von einem Hecht und nicht von einer Schleie
Der Fisch will trinken, gebt ihm was, daß er vor Durst nicht schreie."

WIR FORSCHEN FÜR SIE

Lebererkrankungen fordern weltweit Millionen Todesopfer. Einige Erkrankungen können schon gut behandelt werden, bei anderen kam es durch Forschung zu ganz neuen Therapieansätzen. Dennoch gibt es weiterhin viele Verbesserungsmöglichkeiten.

!

Viele Forschungsprojekte beschäftigen sich mit grundlegenden Stoffwechselvorgängen.

„Gift und Galle“

In der medizinischen Lehre der Hippokratiker und später bei Claudius Galenus, der im zweiten Jahrhundert n. Chr. zum berühmtesten Arzt der Antike wurde, spielte die Galle eine zentrale Rolle. Die Hippokratiker und Galenus formulierten den Lehrsatz von den vier „Kardinalsäften“. Neben Blut und Schleim gehörten die gelbe und die schwarze Galle zu den Kardinalsäften. Wenn sich diese vier Säfte im Gleichgewicht (Eukrasie) befinden, sei der Mensch gesund. Bei einem Ungleichgewicht (Dyskrasie) werde der Mensch krank, hieß es.

Die gelbe Galle wurde damals mit Cholerikern assoziiert. Geronnenes Blut wurde als schwarze Galle missdeutet und mit Melancholikern in Verbindung gebracht. Noch heute gebräuchliche Metaphern für Wut wie „Mir kommt die Galle hoch“ oder „Gift und Galle spucken“ haben in der Antike ihren Ursprung. Später kamen Redewendungen wie „Dir ist wohl eine Laus über die Leber gelaufen“ als Synonym für Gereiztheit auf. Wer dagegen selbstbewusst ist, der kann „frei von der Leber weg“ sprechen. Wer ohne triftigen Grund gekränkt ist, der „spielt die beleidigte Leberwurst“.

Grundlagen

Ein Schwerpunkt der aktuellen Forschung ist es beispielsweise, die Funktion von Leberzellen und Gallenwegzellen besser zu verstehen. Dem widmen sich in Deutschland zahlreiche Forschungsprojekte, die an Universitäten und Forschungsinstituten durchgeführt werden. Diese Untersuchungen sind insbesondere für das Verständnis von grundlegenden Stoffwechselvorgängen wichtig, was zum Beispiel für die Medikamentenentwicklung von Bedeutung ist.

Die Medizin bemüht sich außerdem, Mechanismen von Lebererkrankungen zu untersuchen. So wird erforscht, weshalb bei manchen Menschen Hepatitis-B-Virus-/Hepatitis-C-Virusinfektionen ausheilen, während andere chronisch krank werden. Einige deutsche Gruppen setzen auf diesem Gebiet international Maßstäbe. Derzeit fördert das Bundesministerium für Bildung und Forschung zahlreiche Gesundheitszentren, unter anderem auch das Deutsche Zentrum für Infektionsforschung (DZIF). Ein wichtiger Teilbereich ist hier die Erforschung der Virushepatitis mit den Zielen, neue Konzepte für die Heilung der Hepatitis B und Delta sowie Ansätze für Impfungen gegen Hepatitis C und Hepatitis E zu entwickeln.

Ein anderes Beispiel aktueller Forschungsprojekte ist die Beschäftigung mit der Frage, weshalb nur rund zehn Prozent der Menschen mit dem Gendefekt für die Eisenspeicherkrankheit auch tatsächlich die Symptome einer Eisenüberlagerung entwickeln. Bereits vor mehr als 30 Jahren zeigte eine Arbeitsgruppe um Prof. Dr. Claus Niederau in einer weltweit viel beachteten Untersuchung, dass Aderlasstherapien das Leben von Hämochromatose-Patienten verlängern. Mittlerweile wurden zahlreiche weitere Moleküle des komplexen Eisenstoffwechsels aufgeklärt.

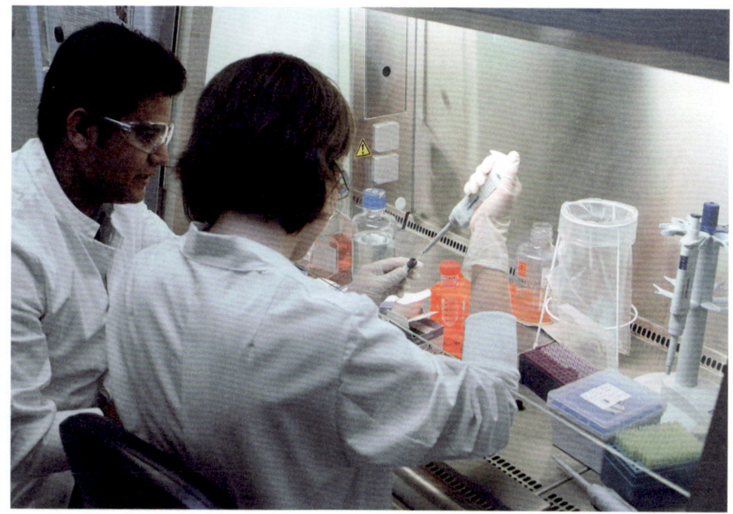

Ein Ziel der Forscher ist die Untersuchung der Mechanismen von Lebererkrankungen.

!

Durch die Forschung können immer mehr Moleküle des Eisenstoffwechsels entdeckt werden.

Hierzu gehört der Botenstoff Hepcidin. Möglicherweise kann Hepcidin ein zusätzlicher Marker sein, der anzeigt, ob Patienten mit dem Gendefekt wirklich Krankheitssymptome entwickeln werden. Aktuell versuchen Forscher, den Gendefekt mit einer Gentherapie zu heilen.

Vom Australia-Antigen zum Nachweis von Hepatitis B

Beim medizinischen Fortschritt steht oft der Zufall Pate. Alexander Fleming entdeckte 1928 so nebenbei die keimtötende Wirkung der Schimmelpilze der Gattung Penicillium. In der Lebermedizin war es der US-Mediziner Baruch Samuel Blumberg, dem 1965 der Zufall in die Hände spielte.

Eigentlich war Blumberg auf der Suche nach einem Krebsmittel und analysierte Genvarianten im Blut verschiedener Völker. Im Blut australischer Aborigines untersuchte er ein besonderes Protein, das er „Australia-Antigen“ nannte, auf Kreuzreaktionen. Als Negativkontrolle verwendete seine Assistentin ihr eigenes Blut. Diese Negativkontrolle wurde positiv, die Assistentin hatte Australia-Antigen im Blut und entwickelte gleichzeitig eine akute Hepatitis B. Damit war der Zusammenhang mit der Infektion hergestellt, und Blumberg entwickelte einen ersten Test, um Spenderblut auf Hepatitis B zu prüfen. 1976 wurde Blumberg mit dem Nobelpreis für Medizin geehrt.

Prognose für die Fettleber

Das Problem Fettlebererkrankung hat eine enorme Größenordnung erreicht und wächst weiter. Daher ist es für die Medizin essenziell wichtig, eine verlässliche Prognosemethode für Patienten mit Fettleber zu entwickeln. Damit könnten diejenigen identifiziert werden, die in Gefahr sind, an einer Leberzirrhose oder an Leberzellkrebs zu erkranken. In den letzten Jahrzehnten gab es hier enorme Forschungsanstrengungen, Mechanismen der Leberschädigungen bei Fettleberhepatitis zu verstehen. Für Patienten ist es dabei wichtig, ob einfache Blutmarker oder bildgebende Verfahren für die Prognose der Krankheitsentwicklung eingesetzt werden können.

Die Deutsche Leberstiftung hat, in Zusammenarbeit mit universitären Zentren und niedergelassenen Gastroenterologen, ein Register zur Fettlebererkrankung (SLD) initiiert, in dem Daten zur Erkrankung erfasst werden. Hier zeigte sich zum Beispiel, dass SLD-Patienten sehr häufig zusätzlich an anderen Erkrankungen leiden und viele Medikamente nehmen müssen.

Für bessere Therapien

Daneben gilt es, die bestehenden Therapien von Lebererkrankungen weiter zu verbessern. In den letzten Jahren fanden hier im Bereich der Hepatitis C die dynamischsten Entwicklungen statt, die dazu geführt haben, dass jetzt eine nahezu 100-prozentig effektive Therapie für viele Patienten zur Verfügung steht.

!

Inzwischen können fast alle Patienten mit Hepatitis C geheilt werden.

Diese rasante Entwicklung in der Forschung ist im Bereich der Medizin einzigartig. Noch vor einigen Jahren konnte die Hepatitis C nur mit der nebenwirkungsreichen Interferon- und Ribavirin-Therapie behandelt werden. Die neuen Therapien mit direkt antiviralen Medikamenten sind nahezu nebenwirkungsfrei und führen

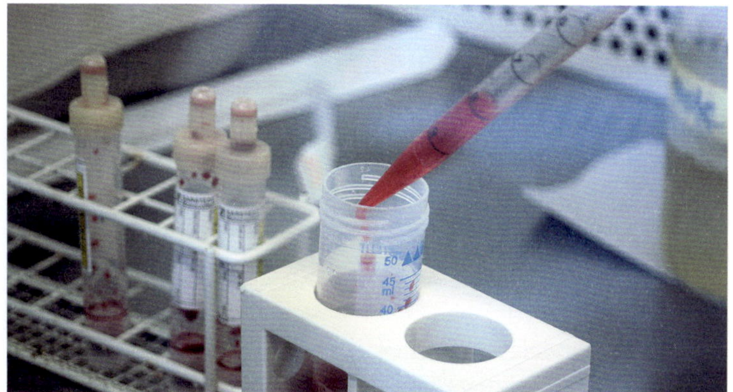

Für die Entwicklung neuer Therapien sind zahlreiche Untersuchungen notwendig.

nach meist acht oder zwölf Wochen in mehr als 97 Prozent zu einer Heilung der HCV-Infektion.

Nach diesem Erfolg im Bereich der Hepatitis C ist das nächste Ziel, die Hepatitis-B-Virusinfektion zu heilen. Mit den aktuellen direkt antiviralen Medikamenten gelingt nur die Unterdrückung der Virusvermehrung, nicht aber die komplette Ausheilung. Hier gibt es mehrere deutsche und europäische Forschungsverbünde. Auch die Industrie betreibt zahlreiche Forschungsprogramme und klinische Studien in diesem Bereich.

Komplikationen verhindern

!

Forschung dient auch dazu, Komplikationen von Lebererkrankungen zu verhindern oder zu verbessern.

Ein weiterer Forschungsschwerpunkt ist die Entwicklung von Therapien, die die Komplikationen von Lebererkrankungen verhindern oder verbessern. So geht es um den Langzeiteinsatz bestimmter Antibiotika, die im Darm die Bakterien reduzieren, die Ammoniak produzieren – damit wird das Risiko für hepatische Enzephalopathie reduziert. Weiter erforscht wird der Langzeiteinsatz von Antibiotika gegen die Entzündung von Bauchwasser. Ein drittes Thema ist die Suche nach der besten Therapie von Ösophagusvarizen. Hier konkurriert die endoskopische Therapie (Ligatur) mit Tabletten, die den Druck in den Gefäßen senken. Es sind unter anderem Betablocker – mit den bekannten Nebenwirkungen. Andere Medikamente werden getestet, um den Pfortaderdruck zu senken. Wann optimalerweise ein TIPS (Transjugulärer Intrahepatischer portosystemischer Shunt) eingesetzt werden kann, wird von mehreren deutschen Forschungsgruppen untersucht.

Ein weiteres großes Ziel für die Zukunft ist es, die Bildung einer Leberfibrose und sogar einer Leberzirrhose rückgängig zu machen. Nach langjähriger Grundlagenforschung sind jetzt erste antifibrotische Therapieansätze in frühen klinischen Prüfungen. Diese Ansätze sind vor allem wichtig bei Erkrankungen der Leber, bei denen die Ursache (anders als bei Hepatitis B oder C) nicht beseitigt werden kann.

Transplantation noch besser machen

Eine Herausforderung auf dem Gebiet von Organtransplantationen besteht darin, dass das Spenderorgan nach der Organentnahme möglichst schnell in den Empfänger transplantiert werden muss. Aktuelle Forschungen haben zum Ziel, durch eine sogenannte Perfusion („Durchspülung“) das Organ auch außerhalb des menschlichen Körpers für eine längere Zeit – Stunden bis mehrere Tage – funktionstüchtig zu erhalten. Hierbei kann eine Leber sogar „besser“ gemacht werden. Dies ermöglicht, dass Organe, die bisher nicht für eine Transplantation als geeignet angesehen wurden (beispielsweise aufgrund von zu viel Fetteinlagerungen) in Zukunft für Transplantationen genutzt werden können.

Weitere Entwicklungen in der Transplantationsforschung betreffen die Verwendung von genetisch veränderten Schweinen als Organspender. Außerdem werden aktuell Konzepte untersucht, Lebertransplantationen auch bei Erkrankungen durchzuführen, die bisher ausgeschlossen waren. Ein Beispiel sind Lebermetastasen eines Dickdarmkarzinoms.

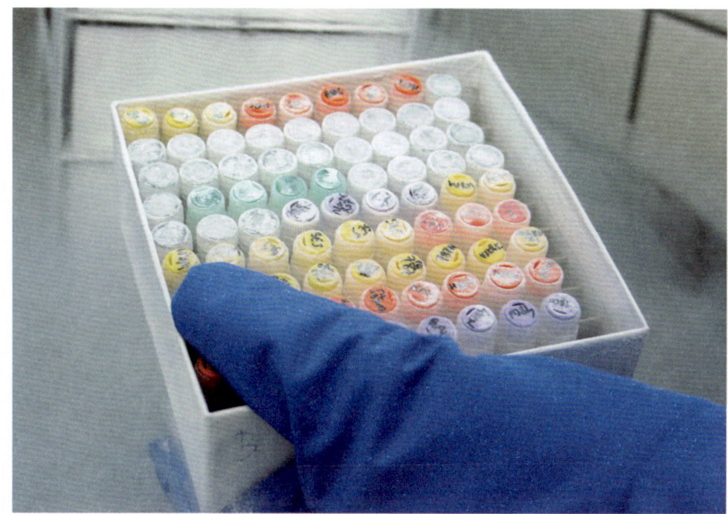

Die Zellen für die Forschung werden in flüssigem Stickstoff gelagert.

Neue Techniken und Therapien

Die rasante Entwicklung von neuen Methoden hat in den letzten Jahren erfreulicherweise auch zu direkten Ergebnissen für die Diagnostik und die Therapie von Lebererkrankungen geführt.

!

In den letzten Jahren wurden zahlreiche neue Forschungsmethoden entwickelt.

Viele neue Techniken werden aktuell zunächst vor allem bei seltenen Erkrankungen angewendet, dies ist auch bei den Lebererkrankungen der Fall. Ein Grund mag in der Tatsache liegen, dass die Entwicklung von Medikamenten für seltene Erkrankungen gesetzlich gefördert und vereinfacht ist („Orphan Drug Law"). Gerade bei den seltenen vererbten Stoffwechselerkrankungen mit Leberbeteiligung haben neue Techniken schon Eingang in die tägliche Routine von Diagnose und Behandlung gefunden.

Enzymtests und Gentests

Die Diagnose von verschiedenen vererbten Krankheiten ist heute durch einen einfachen Test über einen aus der Fingerbeere entnommenen Bluttropfen möglich (Trockenblut-Test). Hierbei wird festgestellt, ob ein Enzym vermindert produziert wird. Damit kann man nach verschiedenen seltenen Krankheiten suchen, wie zum Beispiel Morbus Gaucher, Morbus Niemann-Pick und (LAL-Defizienz = LAL-D).

Bei nachgewiesenem Enzymmangel kann mithilfe desselben Bluttropfens nach den Veränderungen im entsprechenden Gen gesucht werden. Bei vielen vererbten Stoffwechselerkrankungen mit Leberbeteiligung kann man viele, ja hunderte, verschiedene Genveränderungen finden. Früher war eine solche Gendiagnostik deshalb schwierig, heute gelingt es mit besseren Techniken fast immer, auch seltene Genveränderungen zu identifizieren.

Enzym-Ersatz-Therapie (EET)

Viele der lysosomalen Speicherkrankheiten kann man heute mit einer Enzym-Ersatz-Therapie (EET) erfolgreich behandeln. Die intravenösen Infusionen werden meist einmal alle 14 Tagen verabreicht. Die erste EET wurde schon 1991 für den M. Gaucher zugelassen, damals wurde das Enzym aus menschlicher Plazenta angereichert. Heute stehen den Patienten mehrere verschiedene gentechnisch hergestellt Enzympräparate zur Auswahl, die alle gut wirken und gut verträglich sind. Eine EET ist inzwischen für mehr als zehn vererbte Erkrankungen zugelassen, für weitere ist diese in Erforschung.

!

Verschiedene Stoffwechsel-Erkrankungen können inzwischen recht gut behandelt werden.

Substrat-Reduktions-Therapie

Bei einigen vererbten Stoffwechsel-Erkrankungen kann man mit oral verabreichten Medikamenten (Tabletten oder Kapseln) die Entstehung der Speicherprodukte hemmen, sodass das noch vorhandene Restenzym dann ausreicht, die Speicherprodukte abzubauen und so die Folgen zu mindern (Substrat-Reduktionstherapie = SRT).

Chaperon-Therapie

Bei Stoffwechsel-Erkrankungen mit einem vererbten Enzymmangel ist nicht nur die Menge des Enzyms reduziert, sondern auch seine dreidimensionale Faltung. Für eine gute Enzymaktivität ist aber eine optimale Faltung sehr wichtig. Inzwischen sind erste Medikamente zugelassen, die die Faltung des noch vorhandenen Restenzyms verbessern und so dessen Aktivität steigern (Chaperon-Therapie). Für andere Erkrankungen wird diese Therapie zurzeit erforscht.

Gen-Stilllegung (Gen-Silencing)

Bei einigen vererbten Stoffwechselerkrankungen mit Leberbeteiligung kann man die Krankheit auch bessern, wenn man die Herstellung von den zu viel gespeicherten Substanzen reduziert, die dann vom noch vorhandenen Restenzym abgebaut wird. Dies ist ja auch das Prinzip der Substrat-Reduktions-Therapie. Hier werden chemische Substanzen benutzt, die das Enzym hemmen, das die Speicherprodukte herstellt. Solche Enzymhemmer gibt es aber nicht für alle infrage kommenden Erkrankungen. Eine neue Möglichkeit, die Produktion der Speicherprodukte zu unterbinden, ist die Technik des Gen-Silencing (Gen-Stilllegung). Hier wird das Gen, das für Synthese der Speicherprodukte zuständig ist, vorübergehend so stark gehemmt, dass die Speicherprodukte weniger stark anfallen und es den Patienten besser geht.

!

Bei der Gen-Stilllegung wird die Nutzung und Umsetzung der Erbinformationen gebremst.

Mit dem Givosiran ist für die akut intermittierende Porphyrie im Jahr 2020 eine solche Therapie zugelassen worden. Das Givosiran ist eine kurze, synthetisch hergestellte Sequenz von sogenannter small interfering RNA (siRNA), auch RNAi-Therapeutikum genannt. Mit diesem kleinen RNA-Stück kann gezielt das Gen stillgelegt werden, das im Fall der Porphyrie die Aminolävulinsäure herstellt.

In der klinischen Forschung befinden sich Substanzen, die die Bildung des fehl-gefalteten Enzyms beim Alpha-1-Antitrypsinmangel durch eine Stilllegung der entsprechenden RNA verhindern und damit die Lebererkrankung verbessern.

Gentherapie

Vererbte Erkrankungen kann man theoretisch durch einen Austausch des kranken Gens durch das gesunde Gen oder eine Reparatur des kranken Gens beheben, insbesondere wenn nur ein einziges Gen betroffen ist. Viele der seltenen Stoffwechselerkrankungen mit Leberbeteiligung sind solch mono-genetische Erkrankungen. Eine erste Gentherapie außerhalb der Leberkunde ist bereits zugelassen. Klassischerweise wird ein intaktes Gen in die Zielzelle eingefügt, um das defekte Gen zu ersetzen, das ursächlich für die Entstehung der vererbten Krankheit ist. Für den Austausch des kranken Gens durch das gesunde Gen war bisher die Nutzung von Viren notwendig (virale Vektoren), deren Sicherheit umstritten war. Neue Techniken wie zum Beispiel die „Gen-Schere" (Crispr-Cas9-Technik, Nobelpreis für Chemie 2020) machen gezielte Reparaturen am defekten Gen möglich, das dann gar nicht komplett ausgetauscht werden muss. Dieses Gen-Editing wird auch Genom-Chirurgie genannt. Auch hier sind solche Versuche zum Beispiel beim Alpha-1-Antitrypsinmangel oder der Eisenspeicherkrankheit Gegenstand aktueller Forschung. Für das Crigler-Najjar-Syndrom, bei dem ein Gendefekt im Abbau des gelben Blutfarbstoffes vorliegt, ist dies bereits erfolgreich in ersten Studien durchgeführt worden.

Die Forschungslandschaft

Die Forschung zu Lebererkrankungen und ihrer Therapie ist in Deutschland breit aufgestellt. Die DFG (Deutsche Forschungsgemeinschaft) ist die zentrale Einrichtung zur Förderung von Forschung in Deutschland. Jeder Wissenschaftler kann dort einen Antrag auf Unterstützung eines Forschungsprojektes stellen. Das Bundesministerium für Bildung und Forschung fördert Verbundprojekte, die Deutsche Forschungsgemeinschaft Einzelprojekte sowie Sonderforschungsbereiche an einer oder mehreren Universitäten. Die Max-Planck-Gesellschaft konzentriert sich, unabhängig von Universitäten, auf Grundlagenforschung, die Helmholtz-Gesellschaften auf translationale Projekte, das heißt Forschungen, die eine Brücke von der Grundlagenforschung zu Behandlungen von Patienten schaffen. Leberforschung wird zudem durch Förderprogramme der Europäischen Union unterstützt.

!

Die Forschungslandschaft in Deutschland ist vielfältig.

Das HepNet Study-House

!

Im virtuellen HepNet Study-House werden Kooperationen im Bereich klinischer Studien zu akuten und chronischen Virushepatitiden gebündelt.

Für eine effektive Forschungsvernetzung sorgte seit 2002 das Kompetenznetz Hepatitis. Einen besonderen Schwerpunkt ist bis heute das HepNet Study-House. Es ist ein weltweit anerkanntes, virtuelles Haus, in dem viele Kooperationen im Bereich klinischer Studien zu akuten und chronischen Virushepatitiden zusammenlaufen. Seit den 1990er-Jahren hat gerade die Erforschung der Virushepatitiden große Fortschritte erzielt. Hier verfolgt das Kompetenznetz Hepatitis ehrgeizige Ziele. Das Wissen und die Erfahrung von Grundlagenforschern, Kliniken, niedergelassenen Ärzten, Apothekern und Patientenselbsthilfegruppen soll weiter gebündelt werden.

Klinische Studien sind extrem aufwendig und erfordern einen großen logistischen Einsatz, um beispielsweise die Sicherheit der Patienten zu gewährleisten. Große klinische Studien, die unabhängig von der Industrie sind, werden daher immer schwieriger. Hier spielt das HepNet Study-House eine große Rolle. Es kann auf eine Reihe weltweit viel beachteter Studien zur Therapieoptimierung oder zur Entwicklung von neuen Therapien zurückblicken.

!

Das HepNet Study-House leistet einen wichtigen Beitrag zu einer besseren Patientenversorgung.

Dazu zählen die weltweit viel beachteten Studien zur akuten Hepatitis C sowie die Studien zur Hepatitis D und zur Hepatitis E. Zum Teil sind diese Studien unter Leitung des „Kompetenznetz Hepatitis" in Kooperation mit Zentren in Rumänien, Griechenland und der Türkei durchgeführt worden.

Seit 2013 nutzt das Deutsche Zentrum für Infektionsforschung (DZIF) das HepNet Study-House als Plattform für seine Hepatitis-Studien. Damit können große Synergien geschaffen werden.

Meilensteine der Leberforschung

In der Antike beschreibt Hippokrates (460 bis 370 v. Chr.) erstmals die Gelbsucht. Galen erkennt die Verbindung zu Gallenblase und Milz, er würdigt die Leber als wichtigstes Organ des Körpers. Im Mittelalter erkennt der persische Arzt Avicenna (980 bis 1037), wie wichtig der Urin zur Diagnose von Lebererkrankungen ist.

1800: Baron Antoine Portal beschreibt als erster Arzt Ösophagusvarizen und Leberzirrhose.

1875: Victor Charles Hanot beschreibt die Leberzirrhose als Ursache von Gelbsucht und anderen Leberkrankheiten.

1908: McDonald behauptet, dass die infektiöse Gelbsucht durch Viren ausgelöst wird.

1947: Erste Einteilung der viralen Hepatitis in die Gruppen A und B.

1951: Beschreibung der Autoimmunhepatitis durch Waldenstroem und Nachweis der Wirkung von Steroiden.

1958: Moore entwickelt eine Standardtechnik der Lebertransplantation beim Hund.

1963: Erste (erfolglose) Transplantation einer menschlichen Leber durch Thomas Starzl.

1965: Entdeckung des Hepatitis-B-Virus durch Blumberg.

1967: Erste erfolgreiche Lebertransplantation.

1973: Erstbeschreibung des Hepatitis-A-Virus durch Feinstone.

1977: Erste Beschreibung des Delta-Antigen (Hepatitis-D-Virus) durch Rizzetto.

1980: Entdeckung des Hepatitis E durch Khoury und Balayan.

1981: Lebrec und Mitarbeiter weisen nach, dass eine Betablockertherapie das Risiko für Blutungen aus Speiseröhrenkrampfadern bei Patienten mit Leberzirrhose reduziert.

1981: Zulassung der ersten Impfung gegen Hepatitis B.

1985/86: Erste Therapiestudien mit Interferon alpha gegen Hepatitis B und C (non-A/non-B Hepatitis).

1987–1994: Molekulare Identifizierung wichtiger hepatischer Autoantigene.

1988: Identifizierung des Hepatitis-C-Virus durch Michael Houghton und Mitarbeiter.

1991: Erste Leberzelltransplantation.

1993: Beschreibung des Gens, das für die Kupferspeicherkrankheit Morbus Wilson verantwortlich ist.

1995: Zulassung erster aktiver Impfungen gegen Hepatitis A.

▸▸

1996: Beschreibung einer Genmutation, die für die Eisenspeicherkrankheit verantwortlich ist.

1998: Zulassung des ersten Medikaments (HBV Polymeraseinhibitor Lamivudine) gegen Hepatitis B, das als Tablette eingenommen werden kann.

1999: Ralf Bartenschlager und Mitarbeiter zeigen ein erstes Zellkulturmodell zur Hepatitis-C-Virusvermehrung.

2001: Kombination von pegyliertem Interferon plus Ribavirin als neue Standardtherapie bei Hepatitis C.

2008: Zulassung des ersten molekularen Medikaments gegen fortgeschrittenen Leberzellkrebs.

2011: Zulassung der ersten direkten Virushemmer gegen das Hepatitis-C-Virus (Proteaseinhibitoren) zur Behandlung der Hepatitis C.

2012: Zulassung eines ersten Impfstoffes gegen Hepatitis E (bisher nur in China verfügbar).

2014: Zulassung von ersten interferonfreien Therapiekombinationen zur Behandlung der Hepatitis C mit bis zu 100-prozentiger Ausheilung.

2018-2020: Zulassung der ersten Therapien von Gendefekten der Leber.

2020: Zulassung der ersten Immuntherapie gegen Leberzellkrebs.

2020: Nobelpreis für Medizin 2020 geht an Harvey J. Alter, Michael Houghton und Charles M. Rice für die Entdeckung des Hepatitis-C-Virus.

2020: Zulassung des in Deutschland von Stephan Urban entwickelten ersten Medikamentes gegen Hepatitis D (Virus-Eintrittshemmer Bulevirtid)

2023: Erste Gentherapie für eine angeborene Lebererkrankung (Crigler-Najjar-Syndrom) entwickelt.

2024: Zulassung des ersten Medikaments für die MASLD in den USA.

GESCHICHTEN, DIE DIE LEBER SCHREIBT

Eine Lebererkrankung kann jeden treffen – nicht nur den Alkoholiker oder Drogengebraucher. Die nachfolgenden Geschichten machen dies nur allzu deutlich.

Tim Plegge: Meine Geschichte

Alles hat mit einfachen Magenschmerzen begonnen. Auf den ersten Blick nichts Ungewöhnliches. Möglicherweise eine Lebensmittelvergiftung – war mein erster Gedanke. Nach zwei Nächten Übelkeit wurde ich plötzlich ganz gelb im Gesicht – höchste Zeit, zum Arzt zu gehen, sagte ich mir.

Diagnose: Akute Hepatitis B. Ich wurde direkt ins Krankenhaus überwiesen. Ein erster Schock! Wie konnte das passieren? Wie konnte ich NICHT dagegen geimpft sein. Ich, der ich doch so sehr auf mich achtgebe. Dann die vermeintliche Beruhigung: Die Diagnose ist nicht selten. Ich bleibe einige Tage unter Beobachtung im Hospital, dann ist alles überstanden, das Virus aus dem Körper raus und ich für immer gegen ihn immun. Mehr könne man da nicht machen – so sei der Verlauf! Ein leichtes Aufatmen stellte sich bei mir ein!

Wie stark meine Leber jedoch schon angegriffen war, das war niemandem zu diesem Zeitpunkt bewusst.

Die Werte wurden immer schlechter – und ich auf die Hepatologie des nächstgrößeren Krankenhauses verlegt. Dann ging alles sehr schnell. Einige Tage noch bei Bewusstsein, dann Leberkoma mit Organversagen.

Der Verlauf der Krankheit hatte sich „fulminant“ entwickelt, die einzige lebensrettende Maßnahme war eine Transplantation. Das größte Glück meines Lebens war, das genau zu diesem Zeitpunkt ein für mich perfekt passendes Organ zur Verfügung stand!

Die Operation verlief ohne Probleme, sagte man mir, nachdem ich nach einigen Tagen auf der Intensivstation aus der Narkose langsam wieder zu mir kam. Nicht wissend, was mit mir im Verlauf der letzten Tage überhaupt geschehen war.

Ein zweiter Schock – ein Trauma möglicherweise. Etwas außerhalb meines Einflussbereiches ist mir widerfahren. Bisher war ich doch immer „Herr“ meines Lebens gewesen. Und jetzt das?! Von heute auf morgen ein neues Organ, eine große Narbe, von nun an täglich Medikamente. Medikamente mit Nebenwirkungen! Vorsichtsmaßnahmen! Regelmäßige Kontrolluntersuchungen! Sorgen! Wie soll man da bitte glücklich leben können? Wie überhaupt leben? Ich war sehr geschwächt, konnte kaum laufen, hatte starke Schmerzen und kaum Kraft. In erster Instanz ging es nun ums Heilen. Ab dem Moment begann ein neuer Teil meines bisherigen Lebens.

Es war der Anfang eines Prozesses, der zunächst durch Verzweiflung und Angst geprägt war, dass nichts mehr so sein würde wie vor der Erkrankung. Mit der Zeit jedoch fingen die Gedanken an sich zu klären und ich hörte auf, nach dem „Warum?“ meiner Infektion zu suchen. Hingegen begann ich den Zustand zu akzeptieren und ihn in mein Leben zu integrieren. Nichts kann als Unglück bezeichnet werden, sondern es kommt immer drauf an wie man damit umgeht, was wir aus diesem Ereignis machen und welche Bedeutung wir ihm geben.

Das neue Organ passte sich in seinem eigenen Rhythmus in meinen Körper ein. Die Narben wollten nur sehr langsam heilen. Mit der Zeit habe ich begonnen, die Medikamente als Freunde zu betrachten. Ich wurde ihnen sogar dankbar. Sie wurden zu fürsorglichen Gefährten, welche darauf achteten, dass meine neue Leber nicht wieder in eine heikle Situation geriet. Ich horchte in mich hinein und um mich herum und fand dadurch unterschiedliche Formen und Wege, die den Prozess meiner Heilung unterstützen.

Wir bekommen so viele Möglichkeiten, so viele Chancen, die Richtungen in unserem Leben zu ändern, bevor es zu spät ist. Aber oft geschieht dieses erst, wenn ein Korrektiv auftritt, eben in Form einer Erkrankung oder – wie in meinem Fall – einer akuten Hepatitis B. Man wird gezwungen, die Augen und Ohren zu öffnen, um die tiefe Bedeutung dieses Ereignisses zu verstehen.

Ein Organ zu verlieren heißt, es gehen zu lassen. Ein neues Organ transplantiert zu bekommen heißt, einen neuen Partner in seinem Leben willkommen zu heißen. Ihn zu verstehen, zu akzeptieren und zu integrieren. Dabei ist das Thema des Loslassens ein grundsätzliches Thema, welches sich im Leben eines jeden von uns spiegelt. Gleichzeitig lernt man mit der Zeit, die Hinweise seines Körpers zu beachten und ein großes Vertrauen in dessen Intelligenz zu entwickeln. Auch wenn das Geduld erfordert.

Rückblickend kann ich sagen, dass die Transplantation mich stärker gemacht hat. Erst durch das Annehmen der Situation konnte ich tatsächlich begrüßen, was passiert war. Ich hatte plötzlich das Gefühl, es warten neue Aufgaben auf mich. Ich habe weniger Angst, und mir wurde bewusst, dass ich mitten in einem Transformationsprozess stand. Auf einmal wurde mir klar, dass Heilung immer auch die Integration dessen beinhaltet, wonach man sich am meisten sehnt.

Denn nach einem solchen Vorfall ist nichts mehr selbstverständlich im Leben. Jeden Morgen, in dem ich in meinem Körper erwache, bin ich erfüllt von einer Dankbarkeit ihm gegenüber!

Denn schließlich ist er das „Haus“ – unsere Basis, die uns trägt! Wenn etwas „heil“ ist, dann ist es „ganz“ – in einer Einheit von innen und außen. Dies wurde für mich immer klarer, und Heilung bedeutet für mich seither auch immer, Verbindungen zu schaffen. Und so wurde mir durch diese Krankheit auch bewusst, dass es im Leben eigentlich um nichts weiter geht als um die Begegnungen mit den Menschen, die einem auf seinem Weg begleiten!

Ohne meine Familie und meine Freunde, die mich intensiv und über alle Maßen liebend durch diese Zeit geführt haben, wäre ich heute nicht an dem Punkt, an dem ich jetzt bin. Denn wir sind nicht isoliert, sondern in ständiger Interaktion mit unserer Umgebung und der Gesellschaft, in der wir leben und die wir gestalten. Das dürfen wir nur nicht vergessen!

Heute bin ich beglückt über die Richtung, in die sich mein Leben seit der Transplantation entwickelt hat. Die Worte Geduld, Liebe und Dankbarkeit haben wieder eine neue Dimension bekommen in meinem Leben. In Bezug auf das Verhältnis zu meinem Körper, aber auch in Bezug auf meine Mitmenschen.

Niemandem auf dieser Welt möchte ich eine solche Erfahrung wünschen, es soll auch nicht so aussehen, als sei ein solcher Schicksalsschlag notwendig gewesen für mein Leben. An den Punkt, an dem ich heute bin, wäre ich vielleicht auch über einen anderen Weg gelangt. Dazu hätte ich nur gegen Hepatitis B geimpft sein müssen!

Erläuterung

Eine Infektion (Ansteckung) mit Hepatitis-B-Viren (HBV) führt bei Erwachsenen oft zu einer schweren Leberentzündung (Hepatitis), man nennt das dann eine akute Hepatitis B. Anfangs stehen dabei uncharakteristische Beschwerden im Vordergrund wie Müdigkeit, leichtes Unwohlsein, Schlappheit. Ist die Leberentzündung so ausgeprägt, dass bestimmte Entgiftungsfunktionen der Leber eingeschränkt werden, tritt eine Gelbsucht (Ikterus) auf. Die Gelbsucht ist also immer ein Zeichen für eine schwere Entzündung der Leber. Dennoch heilt auch in diesem Stadium die akute Hepatitis meist folgenlos aus und man ist anschließend – wie nach einer Impfung – vor einer erneuten HBV-Infektion geschützt. Zunächst kann man also guter Hoffnung sein!

Es können aber auch Komplikationen auftreten. Besonders gefürchtet ist der sogenannte fulminante Verlauf der akuten Hepatitis B, der zu einem Leberversagen führt. Bei einem akuten Leberversagen ist die Entzündungsreaktion so ausgeprägt, dass es durch den massiven Untergang der Leberzellen zu einem Ausfall aller Funktionen der Leber kommt. Das drohende Leberversagen erkennt man frühzeitig an einer Abnahme bestimmter Eiweißstoffe (insbesondere Gerinnungsfaktoren) im Blut – die Leber ist also

▶▶

nicht mehr in der Lage, die lebensnotwendigen Stoffwechselvorgänge zu leisten. Kommt es also im Rahmen einer akuten Hepatitis B zu einem Abfall bestimmter Leberfunktionsparamter im Blut, so ist höchste Eile geboten, und der Patient muss in ein Lebertransplantationszentrum verlegt werden.

Treten dann weitere Beschwerden, wie Verwirrtheit, Schläfrigkeit oder gar eine Bewusstlosigkeit (Koma) auf, ist die Lebertransplantation die einzige lebensrettende Maßnahme. Körpereigene Stoffwechselgifte, wie Ammoniak, die normalerweise in der Leber abgebaut und damit entgiftet werden, gelangen beim Leberversagen in hohen Konzentrationen in die Blutbahn und führen im Gehirn zu einer gefährlichen Schwellung, die zum Hirntod führen kann.

Nach einer Lebertransplantation übernimmt die neue Leber umgehend alle wichtigen Stoffwechselfunktionen und die Hirnfunktionsstörungen sowie die Hirnschwellung bilden sich sofort zurück. Um die Transplantatleber vor Abstoßungsreaktionen zu schützen, müssen lebenslang Medikamente eingenommen werden, die das Abwehrsystem dämpfen. Insgesamt ist jedoch das Risiko, die neue Leber durch eine Abstoßungsreaktion zu verlieren, gering, und man kann im Langzeitverlauf die Dosis der Medikamente meist deutlich reduzieren. Dadurch wird auch die Verträglichkeit und Sicherheit der Behandlung verbessert. Durch eine zusätzliche antivirale Behandlung wird die neue Leber vor einer Ansteckung mit den Hepatitis-B-Viren geschützt. Aber auch diese vorbeugende Behandlung muss lebenslang durchgeführt werden.

Prof. Dr. Thomas Berg

Oliver Schafheutle: Schleichende Verschlechterung

„Born on the 24th of August“ – eine kleine Hommage an meinen Namensvetter, den Regisseur Oliver Stone – verlief mein Leben bis zum Alter von 30 Jahren in Bezug auf Krankheiten recht unproblematisch. Auch die allgemeine Gesundheit war – bis auf die üblichen Kinderkrankheiten – in keiner Weise infrage gestellt: sie war intakt. Viel Sport, kein Rauchen, wenig Alkohol.

Erst als mein Vater im Alter von 50 Jahren an Leukämie erkrankte, tauchten Schatten auf. Gesundheit wurde zum veränderbaren Begriff. Der innige Familienzusammenhalt und die pragmatische, nahezu technische Herangehensweise meines Vaters an diese Herausforderung wurde integraler Bestandteil des Lebens. Der Tod war unerwartet in den Fokus getreten. Zwei Jahre hielt er noch durch, dann schlug die trockene „funeral drum“.

Sensibilisiert und nicht mehr ganz unbeschwert pflügte ich weiter die Schollen meines Lebens, immer noch sportiv, gesund und heiter. Bis etwa 1996 am klaren Himmel kleine Schleier auftraten: Komisch, 100 km Rad zu fahren, das war doch sonst nicht so anstrengend? So antriebsschwach war ich doch früher nicht – wieso hängt der Bauch so herunter?

Alles nicht dramatisch, du bist schließlich nicht mehr der Jüngste und andere interne Begründungen waren schnell gefunden. Aber streng genommen ging es ab da eigentlich nur noch bergab. Nur in Nuancen – bestenfalls seitwärts – aber stetig. Bedingt durch die genaue Kenntnis meines Körpers, was die Leistungsfähigkeit anbelangt, kam letztlich doch Nervosität auf, besonders als damit seltsame Beschwerden aus dem rheumatischen Formenkreis einhergingen. Hautentzündungen, die vornehmlich symmetrisch und an den verschiedensten Stellen am Körper auftraten.

Berufliche Veränderungen führten mich 1998 nach Berlin, wo dann auch die Gelenke anfingen zu schmerzen, auch wieder symmetrisch. Als dann massiver Leistungsverlust und in den Arm strahlende Schmerzen einsetzten, lieferte ich mich selbst ins Krankenhaus ein. Dort wurde auch gleich ein massiv erhöhter Entzündungswert diagnostiziert, dies aber vom Chefarzt als Sommergrippe abgetan und nach sechswöchiger Diagnostik mit den Worten „Sie waren mal krank, jetzt sind Sie wieder gesund!“ kommentiert.

Ich sah das anders und klammerte mich ans Bett, worauf eine Verlegung in die Charité ins Auge gefasst wurde, weil ich 1995 meinen Urlaub auf Sri Lanka verbracht habe und die Infektion mit einem unbekannten Virus im Raum stand. Scheinbar verschreckt durch die Anfrage, ob denn noch kein Thorax-CT veranlasst wurde, kam das Maschinchen dann doch noch zum Einsatz und fand – siehe da – diverse erbsengroße Verschattungen im linken Lungenflügel. Holla, dann wehten die Fahnen! Sofortige Verlegung zu einem namhaften Großmeister in den Wedding und Öffnung des Thorax zur Materialgewinnung. Lange Rede, kurzer Sinn: Im weitesten Sinne wurde eine Sarkoidose diagnostiziert. Postoperativ kam ich überraschend schnell wieder auf die Beine und alles war fast wieder so wie früher.

Der Himmel füllte sich jedoch mit flauschigen Kumulus-Wolken, schön anzusehen, aber zum Sonnen nicht mehr wirklich geeignet. Antriebsschwäche, häufiger trockener Husten, Oberbauchschmerzen, Leistungsmangel. Konsultationen bei diversen Ärzten endeten stets mit Aussagen wie unklarer Krankheitszustand oder unspezifische Symptomatik. Mein Arbeitstag war nur durch einen Mittagschlaf im Büro durchzuhalten, immer öfter musste ich ganz pausieren und verbrachte wochenlang zu Hause.

Im Sommer 2002 führte mich die Odyssee nach Frankfurt, wo bei einem Doppler-Ultraschall eine Thrombose der Lebervene diagnostiziert wurde. Bei einer Punktion der Leber wurden auch

Entzündungsherde entdeckt, die auf die bereits diagnostizierte Sarkoidose hindeuteten. Als Therapie wurde Decortin in hoher Dosierung angesetzt.

An ein Arbeiten war schon lange nicht mehr zu denken, der Tagesablauf beschränkte sich auf Ausruhen und leichte Mobilisierung. Meinem Antrag auf Erwerbsminderungsrente wurde stattgegeben. Keine Auszeichnung für einen 36-Jährigen. Aber das spielte keine Rolle, wichtig war mir, den Gesundheitszustand nur irgendwie zu erhalten, wenn nicht sogar zu verbessern. Versuche, die Decortin-Therapie durch andere Medikamente zu ersetzen, schlugen ebenso fehl wie Anstrengungen, die eigentliche Ursache des Ganzen zu ergründen. Zu kompliziert und interdisziplinär gestaltete sich die Symptomatik, als dass sich ein Arzt damit längere Zeit auseinandersetzen konnte und wollte.

Seit 2002 bildete sich durch die immer weiter verminderte Leberleistung vermehrt Bauchwasser, das anfangs medikamentös in Griff zu halten war. Später musste punktiert werden, da die Neubildung zu schnell erfolgte und bis zu zehn Liter betrug. Ich kann sehr gut nachempfinden, wie sich schwangere Frauen fühlen!

Eine asketische, gesunde Lebensweise und die Bilanzierung der Nahrungsaufnahme und Ausscheidungen retteten mich über ein weiteres Jahr. Mitte 2003 ging es mir aber so schlecht, dass ich mich auf Anraten meines Hausarztes doch in der Medizinischen Hochschule Hannover vorstellte, um die Therapiemöglichkeiten auszuloten. Schnell war klar, dass in meinem Zustand nur noch eine Organtransplantation als Option zur Verfügung stand.

Ich verspürte trotz all der Ausweglosigkeit der Lage immer genügend Lebensenergie, die mich auch die zwei unmittelbar aufeinanderfolgenden Transplantationen mit anschließendem sechswöchigem Zwangskoma ertragen ließ. Dann vergingen allerdings vier Monate, bis ich mich wieder halbwegs normal bewegen konnte. Ein „Reset“ sozusagen, gehe vor bis auf Los. Seit mehr als sechs Jahren ist meine Lage nun stabil, die Leberwerte nahezu unauffällig.

Es wird zwar nie wieder so werden wie früher, aber das Weiterleben ist schon Geschenk genug.

Rückblickend kann ich sagen, dass die schleichende Verschlechterung des Gesundheitszustandes das Heimtückische an Lebererkrankungen ist. Wer seinen Körper nicht kennt, wird immer versuchen, die zunehmenden Einschränkungen in Kauf zu nehmen oder als lapidar abzutun. Ist der einzige Ausweg eine Organtransplantation, treten zu den gesundheitlichen Aspekten auch ethische in den Vordergrund, die durchaus psychisch belastend sein können. Deswegen sind intakte Familienverhältnisse oder ein inniger Freundeskreis von großer Bedeutung. Mit der medizinischen Betreuung sollte unbedingt eine seelsorgerische einhergehen.

Erläuterung

Die Geschichte von Herrn Schafheutle zeigt eindrucksvoll, wie eine Leberschädigung Teil einer ganz anderen Erkrankung sein kann und wie „Lebersymptome" oft lange unterschätzt werden. Die „Sarkoidose" (auch Morbus Boeck genannt) ist eine Erkrankung, bei der eine Veränderung der Immunantworten zur Bildung von kleinen Knötchen (Granulomen) in verschiedenen Organen führt. Am häufigsten betroffen ist die Lunge, in mehr als der Hälfte aller Fälle kann aber auch die Leber verändert sein. Die Symptome sind nicht eindeutig, sie sind meist ähnlich wie bei einer sich länger hinziehenden Infektion. Wie bei dem Großteil der Lebererkrankungen ist der Prozess der Leberschädigung schleichend und zieht sich über viele Jahre hin. Herr Schafheutle beschreibt die Antriebs- und Leistungsschwäche und sowie uncharakteristischen Oberbauchschmerzen. Viele Leberpatienten geben exakt die gleichen Beschwerden an, und dabei spielt es kaum eine Rolle, ob die Ursache eine virale Hepatitis, eine Fettleberhepatitis oder eine autoimmune Hepatitis ist. Bei einer Lebersarkoidose zeigen die Leberwerte in

▸▸

der Regel ein „cholestatisches“ Muster. Das bedeutet, dass die Gamma-GT und die alkalische Phosphatase erhöht sind, während die Glutamat-Pyruvat-Transaminase und Glutamat-Oxalacetat-Transaminase nicht unbedingt verändert sein müssen (siehe Kapitel „Ist meine Leber krank?“). Die Diagnose einer Leberbeteiligung kann aber letztlich nur durch eine Lebergewebeprobe gesichert werden.

Herr Schafheutle konnte aufgrund der Erkrankung zwar nicht weiter in seinem Beruf arbeiten, aber die Leberfunktion war über mehrere Jahre immerhin noch ausreichend. Das Fass zum Überlaufen brachte dann jedoch eine Thrombose der Lebervenen. Die Erkrankung des gesamten Organsystems mit der chronischen Entzündung hat wahrscheinlich zu einer gesteigerten Gerinnungsneigung des Blutes geführt. Das Blut in den Lebervenen ist geronnen und der Blutabfluss aus der Leber war behindert. Das konnte die schon über Jahre geschädigte Leber nicht mehr ausgleichen. Im Verlauf zeigten sich dann die Symptome einer Leberzirrhose sowie die Entstehung von großen Mengen Bauchwassers. Auch das ist typisch für viele Lebererkrankungen: Gibt es nur eine Ursache für die Erkrankung und stellen sich keine anderen Komplikationen ein, dann schreitet die Erkrankung oft nicht oder nur sehr langsam voran. Ein zweiter Schlag führt dann aber häufig zu einer „Dekompensation“, einer dramatischen Verschlechterung des Gesundheitszustandes. Gerade für Lebererkrankungen ist es daher so wichtig, diesen zweiten Schlag zu verhindern: Kein Alkohol bei Virushepatitis, Gewichtsreduktion bei übergewichtigen Patienten mit einer anderen Lebererkrankung, Impfungen zum Schutz vor Virusinfektionen für alle Leberpatienten, Verhinderung einer Bauchwasserinfektion mit Bakterien bei bereits bestehender Leberzirrhose etc.

Herr Schafheutle hatte Glück im Unglück: Er erhielt ein neues Organ. Ärzte stellen sich aber – wie in jedem Fall auch hier – die Frage: Was hat letztlich genau zur Entwicklung der Leberzirrhose

▸▸

geführt? Hätte die Transplantation durch frühe Therapien verhindert werden können? Kommt die Erkrankung nach einer Transplantation wieder? Was lernen wir aus diesem Fall für andere Patienten? Haben Angehörige des Patienten ein erhöhtes Risiko, ein ähnliches Schicksal zu erleiden? Für viele Lebererkrankungen können wir heute schon Antworten auf diese Fragen geben, die in diesem Buch beschrieben werden. Für andere Lebererkrankungen sind aber noch weitere Forschungen zum Verständnis der Erkrankungsursachen und Entwicklungen neuer gezielter Therapien notwendig, um das Forschreiten zur Leberzirrhose und die Notwendigkeit einer Lebertransplantation zu verhindern. Dies gilt insbesondere auch für Leberbeteiligungen im Rahmen von Systemerkrankungen wie der Sarkoidose.

Prof. Dr. Heiner Wedemeyer

Monika Müller: Alles begann 1977

Alles begann 1977. In diesem Jahr wurde bei mir eine Hepatitis B diagnostiziert. Da ich einige Jahre zuvor auf einer internistischen Station als Krankenschwester eingesetzt war, lag der Verdacht nah, dass ich mich dort infiziert hatte. Ein einwöchiger Krankenhausaufenthalt (mit Leberwickeln) sollte genügen. Ich hatte keine körperlichen oder psychischen Probleme. Mir ging es gut!

Die Diagnose wurde später auf Non-A-Non-B Hepatitis revidiert. In den folgenden Jahren wurde ich nur durch Hinweise meiner Hausärzte, wie zum Beispiel „Sie sollten Ihren Alkoholkonsum einschränken, da die Leberwerte etwas erhöht sind“, an meinen ehemaligen Krankenhausaufenthalt erinnert. Ich habe nie, im Nachhinein für mich ein „Glücksfall“, Gefallen an Alkohol gefunden. Außer meiner Nikotin- und Kaffeesucht konnte ich nichts „vorweisen“.

Übrigens ist meine Kaffeesucht vielleicht auch positiv. Ich war die einzige Patientin, die in einer Reha-Maßnahme (nach Ende der zweiten Therapie mit Telaprevir/Ribavirin) den ganzen Tag über Kaffee bekam.

1980 wurde geheiratet, 1984 und 1987 kamen unsere beiden Kinder auf die Welt. Bis auf eine Mandeloperation und festgestellter chronischer Polyarthritis schien alles in Ordnung zu sein. Im Jahr 2000 wurden mir Lymphknoten entfernt. Die Diagnose war negativ, keine Krebszellen, aber ... die Hepatitis C wurde festgestellt.

14 Tage später saß ich mit meiner Familie im Warteraum einer internistischen Arztpraxis zur Blutabnahme. 10 Tage mit Angst folgten. Dass 16 Jahre folgen sollten, war uns damals nicht bewusst. Die Kinder waren, gottseidank, nicht infiziert. Mein Mann bekam die Diagnose Hepatitis C. Wir haben/hatten beide Genotyp 1. Von unserer Internistin wurden wir an die Medizinische Hochschule Hannover (MHH) in die Leberambulanz überwiesen. Wir traten Selbsthilfegruppen bei und besuchten Arzt-Patienten-Seminare.

Im November 2000 begann unsere erste Therapie mit Peginterferon und Ribavirin an der MHH. Wir können versichern, dass wir mit allen Nebenwirkungen vertraut sind. Das Resultat: mein Mann sprach überhaupt nicht auf die Therapie an; ich erlitt einen Rückfall nach Therapieende im Oktober 2001. Da das Resultat der Leberbiopsie meines Mannes nicht gerade positiv ausfiel, begann für ihn die zweite Therapie: Pegyliertes Interferon und Protease-Inhibitor im Rahmen einer Studie – Therapieabbruch aufgrund von Nebenwirkungen. Seine dritte Therapie: im Jahr 2007 der Versuch einer therapeutischen Impfung. Der vierte Versuch: Teilnahme an der IVAN-Studie, Interferon erst unter die Haut, dann direkt in die Vene gespritzt. Dieser Versuch war für ihn „die Hölle“.

2011 begannen wir wieder zusammen eine Therapie: Telaprevir, Pegasys und Ribavirin. Für meinen Mann war es der fünfte Versuch, er musste wegen sehr starker Nebenwirkungen die Therapie vorzeitig beenden. Bedingt durch andere Grunderkrankungen und dem Zustand seiner Leber war es nicht möglich, die Therapie fortzusetzen. Es war eine elende Quälerei. Ich hatte vier Wochen nach Therapieende einen Rückfall.

Wir waren körperlich und psychisch am Ende. Die Hepatitis C hatte uns voll im Griff. Mein Mann musste zwischenzeitlich seine Arbeitstätigkeit unterbrechen. Die Folgeerkrankungen, die unserer Meinung nach durch die Hepatitis C bzw. deren Behandlung verursacht wurden, haben unser Leben immens beeinträchtigt. Höchstwahrscheinlich durch das Interferon ist unsere Schilddrüse geschädigt; Gelenkschmerzen, Müdigkeit und Kraftlosigkeit, Depression, Verdauungsstörungen etc. sind die Folgeerscheinungen dieser tückischen Viruserkrankung. Für mich persönlich ist es nicht minder belastend, meinen Mann infiziert zu haben. Unsere Kinder sind mit den Auswirkungen unserer Krankheit groß geworden…

Im Januar 2015 begannen wir mit einem der gerade neu zugelassenen Medikamente einen erneuten Therapieversuch. Ich muss gestehen: nach 16 Jahren waren wir nicht gerade zuversichtlich und fingen zweifelnd an. Nach drei Tagen hätten wir Bäume ausreißen können. Es ist kaum zu glauben, im Verhältnis zu den vorangegangenen Therapien ein „Spaziergang“, etwas Kopfweh und Schlafstörungen, na und!! Selbst mein Mann, der zusätzlich noch Ribavirin nehmen musste, fühlte sich gut.

Am 17. November 2015 kam der Arztbefund der MHH: Auch nach 24 Wochen weiterhin keine HCV-RNA nachweisbar. ES IST UNGLAUBLICH!!! NICHT FASSBAR!! So einfach?

Ach so, ob diese Krankheit auch was Positives gebracht hat? Ja, wir haben viele nette und liebe Menschen kennengelernt, zum Beispiel Ärzte, die wir auf ihrem Weg vom Assistenten bis zum Professor begleitet haben.

Erläuterung

Die Geschichte von Frau Müller beschreibt eindrucksvoll, welch revolutionärer Wandel sich in den letzten Jahren auf dem Gebiet der Therapie der chronischen Hepatitis C vollzogen hat.

Sie zeigt aber auch ganz konkret, welchen Leidensweg viele Hepatitis-C-Patienten erdulden müssen und welche weiteren Belastungen mit der Erkrankung einhergehen.

So wurde in diesem Fall die Erkrankung überhaupt erst 23 Jahre nach der wahrscheinlichen Ansteckung erkannt. Wie bei Frau Müller bleibt bei dem Großteil der Patienten die Infektion mit dem Hepatitis-C-Virus häufig unentdeckt, da nur ein geringer Teil der Patienten während der akuten Infektion Symptome entwickelt. Häufig wird die Diagnose der Hepatitis C dann bei erhöhten Leberwerten, die im Rahmen von Routineuntersuchungen diagnostiziert werden, gestellt.

Die Ansteckung in der Familie ist sehr selten, kann aber vorkommen. Die Folge ist eine sehr hohe psychische Belastung. Auch die vielen erfolglosen und strapaziösen Therapieversuche sind extrem belastend und treiben viele Patienten in die Verzweiflung.

Bis 2014 standen ausschließlich Interferon-basierte Therapieregime zur Behandlung der chronischen Hepatitis C zur Verfügung. Viele Patienten litten während der Interferontherapie unter schweren Nebenwirkungen wie grippeähnlichen Symptomen, Depressionen, Gewichtsverlust oder, nach Zulassung der ersten Proteaseinhibitoren, die noch mit Interferon und Ribavirin kombiniert wurden, unter schweren Nebenwirkungen der Haut. Während der Therapie waren viele Patienten nicht fähig, ihrer Arbeit nachzugehen. Darüber hinaus kam es bei vielen Patienten nach Beendigung der Therapie zu einem Rückfall (Relapse), das Virus kam wieder und es wurden mehrere antivirale Therapien notwendig.

▸▸

Anfang 2014 erfolgte dann in Europa die Zulassung der ersten Interferon-freien Therapieregime. Auch wir als behandelnde Ärzte rechneten zunächst mit Nebenwirkungen der neuen Therapiekombinationen, zumal wir zunächst die Patienten mit bereits fortgeschrittener Leberzirrhose behandelten, da bei Ihnen der größte Behandlungsbedarf bestand. Aber so wie Frau Müller ihren „Spaziergang“ unter der antiviralen Therapie beschreibt, so war es bei dem Großteil der Patienten. Es treten keine schwerwiegenden Nebenwirkungen auf. Im Gegenteil, viele Patienten fühlen sich schon nach Beginn der antiviralen Therapie deutlich besser, sind leistungsfähiger und weniger müde.

Heute stehen uns unterschiedliche Interferon-freie Therapieregime zur Behandlung der chronischen Hepatitis C zur Verfügung, die je nach HCV-Genotyp und fibrotischem Umbau der Leber eingesetzt werden. Die Therapie dauert aktuell zwischen 8 und 12 Wochen.
Eine Ausheilung der Hepatitis C kann frühestens 12 Wochen nach Beendigung der antiviralen Therapie dokumentiert werden, wenn keine HCV-RNA mehr nachweisbar ist. Die Ausheilungschancen liegen je nach HCV-Genotyp und Fibrosestadium in vielen Fällen über 97 Prozent.

Prof. Dr. Katja Deterding

66 FRAGEN ZU LEBER-ERKRANKUNGEN

Hier beantworten wir häufige Fragen rund um die kranke Leber, die Patienten und ihre Angehörigen stellen.

1. Warum schmerzt die Leber nicht?

In der Leber befinden sich keine Nerven für das Schmerzempfinden, sodass die Leber selber nicht wehtun kann. Allerdings befinden sich in der Leberkapsel Nervenfasern, die ein Schmerzgefühl auslösen können. Dies geschieht vor allem dann, wenn es zu einer Schwellung der Leber bei bestimmten Lebererkrankungen kommt.

2. Hat ein Druckschmerz im Oberbauch eine Bedeutung?

Ein Druckschmerz im rechten Oberbauch kann ein Hinweis für eine Leberschwellung bei verschiedenen Lebererkrankungen sein. Es ist allerdings zu beachten, dass auch andere Erkrankungen einen solchen Schmerz auslösen können. Hier sind vor allem Erkrankungen des Magens, der Gallenblase und der Bauchspeicheldrüse zu nennen.

3. Macht eine regelmäßige Vorsorgeuntersuchung Sinn?

Ja! Es kann durchaus sein, dass über viele Jahrzehnte leicht erhöhte Leberwerte vorliegen und ein Patient dies gar nicht weiß. Viele Erkrankungen der Leber verursachen nämlich lange Zeit keine Beschwerden und werden erst in weit fortgeschrittenem Stadium bemerkt. Deshalb wäre es sehr wünschenswert, erhöhte Leberwerte (als Zeichen einer möglichen Lebererkrankung) frühzeitig festzustellen. Wenn der Hausarzt eine Lebererkrankung vermutet, kann er eine Bestimmung der Leberwerte mithilfe einer normalen Blutentnahme durchführen.

4. Welche Bedeutung haben erhöhte Leberwerte?

In vielen Fällen sind leicht erhöhte Leberwerte nicht weiter schlimm. Allerdings ist es ratsam, bei allen Patienten mit mehrfach erhöhten Leberwerten eventuell behandlungs- oder zumindest überwachungsbedürftige Erkrankungen auszuschließen. Hierzu können zum Beispiel Infektionen mit bestimmten Hepatitis-Viren, das Vorliegen einer Eisenspeicherkrankheit und insbesondere bei entsprechendem Risikoprofil auch speziellere Lebererkrankungen gehören. Es ist allerdings vorher genau zu prüfen, was mit „erhöhten Leberwerten" genau gemeint ist. Ist nämlich nur die Gamma-GT erhöht, hat dies häufig keine große Relevanz für die Leber. Spezifischer für einen wirklichen Leberschaden ist die GPT (auch ALT genannt). Ein erhöhter Gamma-GT-Wert kann jedoch auf andere Krankheiten hinweisen – und zum Beispiel auf ein erhöhtes Risiko für Herzinfarkt oder Diabetes schließen lassen.

5. Was kann zu einer Erhöhung der Leberwerte führen?

Die Ursachen für erhöhte Leberwerte sind vielfältig: Der häufigste Grund in Deutschland ist Übergewicht. Übergewichtige Menschen haben häufig eine Fettleber, in der eine chronische Leberentzündung entstehen kann. Dicht gefolgt ist als wichtige Ursache vermehrter Alkoholkonsum zu nennen. Dabei wird kontrovers diskutiert, welche Menge Alkohol sich der Mensch gefahrlos leisten darf. Im Zweifelsfall also lieber komplett auf Alkohol verzichten! Darüber hinaus gibt es andere Gründe für Lebererkrankungen: Infektionen mit Hepatitisviren, genetische Erkrankungen wie die Eisenspeicherkrankheit oder die Kupferspeicherkrankheit, autoimmune Lebererkrankungen oder andere Infektionen. Auch toxische Belastungen der Leber durch Medikamente, Gifte oder berufliche Expositionen spielen eine Rolle.

6. Was ist eine Fettleber?

Die Fettleber (Steatosis hepatis) ist durch die Einlagerung von Fett in die Leberzellen gekennzeichnet. Die Leber kann dadurch in ihrer Funktion eingeschränkt sein. Hauptursachen dafür sind vor allem Stoffwechselstörungen wie eine Zuckerkrankheit (Diabetes mellitus) oder Übergewicht, aber auch der Alkoholmissbrauch. Die Fettleber kann sich zusätzlich entzünden. Ist dies der Fall, spricht man von einer Fettleberhepatitis (Steatohepatitis).

7. Ist eine Fettleber schlimm?

In vielen Fällen ist eine „helle Leber" harmlos. Es können sich aber Vernarbungen einstellen. Insbesondere wenn eine Zuckerkrankheit vorliegt, ist auch das Risiko für Leberkrebse erhöht. Das persönliche Risiko kann von Spezialisten mit Hilfe von Laborwerten und ggf. weiteren Untersuchungen eingeschätzt werden.

8. Wie bemerke ich, dass ich eine Hepatitis habe?

Leider gibt es keine spezifischen Symptome, die eindeutig eine Leberentzündung anzeigen. Viele Patienten mit einer chronischen Hepatitis fühlen sich einfach nur dauerhaft matt und abgeschlagen. Einige Patienten berichten über einen dumpfen Druckschmerz im rechten Oberbauch, andere leiden unter Gelenkschmerzen. Nur im Falle einer starken akuten Hepatitis oder im fortgeschrittenen Stadium einer Leberzirrhose stellt sich die so genannte „Gelbsucht" ein.

9. Kann man Leberzysten sich selbst überlassen?

Leberzysten sind gar nicht selten. In den meisten Fällen sind sie harmlos. Allerdings ist zu empfehlen, nach einer ersten Diagnose mit einer einfachen Ultraschalluntersuchung zu überprüfen, ob sich die Größe der Zyste ändert. Außerdem können die Wanddicke und mögliche Einblutungen geprüft werden. Diese Verlaufsuntersuchung kann nach sechs bis zwölf Monaten durchgeführt werden.

10. Ist jeder Lebertumor bösartig?

Nein, die meisten Lebertumoren sind gutartig. Hier sind vor allem Leberzysten oder Hämangiome (gutartige Blutschwämmchen) zu nennen.

11. Wie sind die Perspektiven bei einer Krebserkrankung der Leber?

Im frühen Stadium lässt sich Leberkrebs heilen. Leider wird dieser jedoch meist erst in einem weit fortgeschrittenen Stadium entdeckt, in dem die Therapiemöglichkeiten begrenzt sind. Ergänzend kommt hinzu, dass die meisten Patienten den Leberkrebs auf Basis einer fortgeschrittenen Lebererkrankung entwickelt haben. Entsteht ein Leberkrebs in einem zirrhotisch umgebauten Organ, sind die Therapieoptionen aufgrund der bereits reduzierten Leberleistung meist deutlich eingeschränkt. Auch wenn die Möglichkeiten der Behandlung oft begrenzt sind, haben sich die Therapieoptionen in den letzten Jahren deutlich verbessert.

12. Welchen Einfluss hat eine Leberentzündung auf andere Organe, auf Blut oder Knochen?

Leberpatienten können auch Symptome an anderen Organen zeigen. So findet man zum Beispiel bei Patienten mit chronischen Leberentzündungen gelegentlich eine verminderte Knochendichte. Weiterhin können sich sogenannte „Autoimmun-Phänomene" an anderen Organen wie der Schilddrüse, der Nebennierenrinde oder der Haut entwickeln. Patienten mit fortgeschrittener Lebererkrankung weisen häufig Blutbildveränderungen auf, wie zu wenig Blutplättchen oder eine zu geringe Zahl an roten Blutkörperchen.

13. Was ist eine Leberzirrhose?

Bei der Leberzirrhose ist die Leber komplett vernarbt. Wenn man beispielsweise eine chronische Entzündung der Haut hat und sich ständig kratzt, bleiben dauerhafte Narben zurück. Genauso muss man sich den Prozess der Entstehung einer Leberzirrhose vorstellen. Ist die Leber über viele Jahre entzündet, kommt es zu einer Narbenbildung. Bis zu einem gewissen Grad kann das entstandene Fasergewebe bei erfolgreicher Behandlung der chronischen Entzündung wieder abgebaut werden. Deshalb ist es so wichtig, Lebererkrankungen rechtzeitig zu erkennen. Wenn erst ein gewisser Punkt überschritten und die Leber stärker geschädigt ist, ist eine Leberzirrhose häufig nicht mehr rückbildungsfähig. Das Organ ist dann dauerhaft in seiner Funktion eingeschränkt und es kann zu zahlreichen Komplikationen kommen.

14. Was ist der Child-Pugh-Score?

Der Child-Pugh-Score ist eine wichtige Klassifikation der Leberzirrhose. Es fließen fünf Parameter ein, wobei sich drei auf Laborwerte und zwei auf klinische Aspekte beziehen. Es lassen sich am Ende drei Stadien (A bis C) unterscheiden, die eine grobe Einschätzung der Schwere der Erkrankung erlauben.

15. Was ist der MELD-Score?

Für Patienten mit einer Leberzirrhose im Endstadium, die auf eine Lebertransplantation warten, wird der MELD-Wert (Model for end-stage Liver Disease) berechnet. Der Score schätzt das Risiko eines Versterbens innerhalb der nächsten drei Monate ohne Transplantation ab. Je höher der Wert liegt, desto schlechter ist die Prognose.

16. Kann die Diagnostik feststellen, wodurch eine Leberzirrhose entstanden ist?

Häufig führen bei Patienten mehrere Gründe zu einer Leberzirrhose. So gibt es Patienten mit Hepatitis C, die zusätzlich viel Alkohol getrunken haben oder Patienten mit einer Fettleberentzündung und zusätzlicher Infektion mit einem Hepatitis-Virus. Welcher dieser verschiedenen Gründe am Ende ausschlaggebend war, lässt sich meist nicht mehr bestimmen. Entscheidend ist in jedem Fall, möglichst alle leberschädigenden Mechanismen zu vermeiden bzw. zu therapieren.

17. Was ist der Unterschied zwischen Fibrose und Zirrhose?

Eine überschießende Bildung und Ablagerung von Bindegewebskomponenten in der Leber spielt bei der Entstehung der Leberfibrose eine entscheidende Rolle. Eine Leberzellschädigung in Folge einer chronischen, fortschreitenden Erkrankung kann zu einer vermehrten Fibrosierung (Bindegewebsvermehrung) führen und dadurch eine komplette Vernarbung der Leber auslösen. Dieser Endzustand wird als Zirrhose bezeichnet.

18. Wie kann man messen, wie stark die Fibrose der Leber bereits fortgeschritten ist?

Bis vor einigen Jahren war die zuverlässigste Methode zur Bestimmung des Ausmaßes der Fibrose der direkte Nachweis von Bindegewebe unter dem Mikroskop durch eine Leberprobenentnahme (Leberbiopsie). In den vergangenen Jahren wurden zahlreiche alternative Möglichkeiten entwickelt, die weniger komplikationsträchtig als eine Leberbiopsie sind. Dazu gehört die Messung der Lebersteifigkeit, durch mechanische oder akustische Schallwellen (Elastografie). Abhängig von der Festigkeit der Leber breiten sich die Schallwellen unterschiedlich im Gewebe aus. Hierüber kann man indirekt Rückschlüsse auf den Bindegewebsanteil der Leber ziehen. Darüber hinaus gibt es auch Bluttests, die den Fibrosegrad anhand bestimmter Blutbestandteile messen.

19. Kann man mittels Ultraschall eine beschädigte Leber erkennen?

Eine Ultraschalluntersuchung des Bauches ist wichtig für Patienten mit erhöhten Leberwerten. Es lassen sich fortgeschrittene Leberschädigungen oder Komplikationen der Leberzirrhose, beispielsweise Pfortaderhochdruck und Leberzellkrebs erkennen. Zudem sieht man im Ultraschall auch andere Veränderungen, die mit einer Erhöhung der Leberwerte und Gallenstauparameter einhergehen.

Alle Patienten mit Leberzirrhose sollten alle sechs Monate eine Ultraschalluntersuchung der Leber erhalten, um neu entstehenden Leberzellkrebs möglichst frühzeitig zu entdecken.

20. Ist bei jeder Lebererkrankung eine Leberbiopsie notwendig?

Nein, nicht bei jeder – dies unterscheidet sich von Krankheit zu Krankheit. Für einige Erkrankungen liefern Analysen aus Blutergebnissen nur Hinweise und eine Leberprobenentnahme mit Begutachtung unter dem Mikroskop stellt einen entscheidenden Aspekt in der Diagnosesicherung dar. Andere Erkrankungen können anhand von Blutergebnissen mit ausreichender Sicherheit festgestellt werden (zum Beispiel gilt dies für Virushepatitis oder eine primär biliäre Cholangitis). Trotz im Vorfeld gesicherter Diagnose kann es im Verlauf einer Erkrankung sinnvoll sein, eine Leberprobe zu entnehmen, um zum Beispiel das Ausmaß und/oder die Aktivität einer Erkrankung genauer beurteilen zu können.

21. Wann muss bei einer im Ultraschall hellen Leber eine Punktion durchgeführt werden?

Eine helle Leber in der Ultraschalluntersuchung bedeutet häufig eine vermehrte Fetteinlagerung in den Leberzellen. Diese vermehrte Fetteinlagerung kann, muss aber nicht, mit einer Entzündung in der Leber einhergehen. Die Identifikation einer solchen Entzündung kann durch eine Leberbiopsie erfolgen. Bei der Entscheidung, ob eine Punktion der Leber notwendig ist, werden verschiedene Aspekte wie Begleiterkrankungen und Blutergebnisse berücksichtigt. Es gilt, das Risiko-Nutzen-Verhältnis kritisch abzuwägen.

22. Wie schmerzhaft ist eine Leberpunktion?

In geübten Händen ist eine Leberpunktion (Leberbiopsie) selten schmerzhaft. Eine Punktion kann ambulant oder stationär durchgeführt werden. Bei bestimmten Risikokonstellationen wird eine

24-stündige Überwachung in einem Krankenhaus empfohlen. Hier können Blutungen, die in seltenen Fällen auch verzögert auftreten, rechtzeitig erkannt und behandelt werden.

23. Was ist eine MRCP?

Die sogenannte Magnetresonanz-Cholangiopankreatikographie (kurz: MRCP) ist eine Untersuchung in der MRT (Magnetresonanztomographie), bei der die Gallenwege dargestellt werden. Insbesondere bei Patienten mit Hinweisen für eine chronische Erkrankung der Gallenwege oder einer Erkrankung der Bauchspeicheldrüse ist neben einer Ultraschalluntersuchung die Durchführung einer MRCP oft sinnvoll. Es handelt sich um eine „nicht-invasive“ und damit risikoarme Untersuchung.

24. Und was ist dann eine ERCP?

Die endoskopisch retrograde Cholangiopankreatikographie (ERCP) ist ebenfalls eine Methode zur Darstellung der Gallenwege und des Bauchspeicheldrüsengangs. Mit einem Endoskop wird die gemeinsame Mündung der Gallenwege und des Bauchspeicheldrüsengangs in den Zwölffingerdarm aufgesucht und in diese Mündung Kontrastmittel injiziert. Mit Hilfe von Röntgenstrahlen lassen sich dann die Gallenwege beurteilen. So können zum Beispiel Engstellen und Steine in den Gallenwegen identifiziert werden. Allerdings hat diese Methode den Vorteil, dass neben einer Darstellung der Veränderungen der Gallenwege häufig auch gleichzeitig eine Therapie möglich ist. Steine können entfernt, Engstellen aufgedehnt und Gewebeproben genommen werden.

25. Muss eine Gallenblase mit Steinen immer entfernt werden?

Nein, viele Menschen haben Gallensteine, aber nicht alle bemerken diese. Deshalb sollte in diesem Fall die Gallenblase nur in besonderen Fällen entfernt werden.

26. Wieso und wie oft muss bei der Eisenspeicher-erkrankung ein Aderlass durchgeführt werden?

Über einen Aderlass kann man dem Körper das überschüssige Eisen entziehen, da die entfernten roten Blutkörperchen viel Eisen enthalten. In der ersten Phase sollte etwa einmal pro Woche ein Aderlass (ca. 500 ml Blut) erfolgen. Sobald sich die Eisenwerte im unteren Normbereich bewegen, können die Abstände verlängert werden. Dauerhaft sind etwa vier bis zwölf Aderlässe im Jahr in Abhängigkeit des Ferritin-Wertes („Eisenspeicherwert") anzustreben.

27. Was ist ein TIPS?

Ein TIPS (transjugulärer intrahepatischer portosystemischer Shunt) ist eine künstliche Verbindung der Pfortader mit den Venen hinter der Leber, die das Blut aus der Leber zum Herzen führen. Die Verbindung erfolgt durch ein Metallröhrchen, das mithilfe eines Katheters über die Halsvenen in die Leber eingelegt wird. Dadurch kann ein Überdruck im Pfortadersystem gesenkt werden. Problematisch kann sein, dass die Leber anschließend weniger durchblutet wird und in ihrer Funktion eingeschränkt ist.

28. Wie werden die Hepatitis-Viren übertragen?

Die Hepatitis A kommt zum Beispiel in südeuropäischen Ländern häufig vor. Die Viren werden mit dem Stuhl ausgeschieden und durch engen körperlichen Kontakt weitergegeben oder mit kontaminierten Nahrungsmitteln sowie fäkal verunreinigtem Trinkwasser aufgenommen. Häufige Infektionsquellen für eine Hepatitis A sind kontaminiertes Trinkwasser, roh oder ungenügend gekochte Muscheln, Austern, andere Schalentiere sowie Gemüse.

Die Übertragung des Hepatitis-B-Virus' geschieht vor allem durch Blut- und Schleimhautkontakte, aber auch durch kontaminierte Nadeln beim intravenösen Drogenkonsum. Auch beim Geschlechtsverkehr kann das Virus übertragen werden.

Die Übertragung des Hepatitis-C-Virus' erfolgt ebenfalls durch direkten Blut-Blut-Kontakt. Die meisten heute bestehenden Infektionen lassen sich auf intravenösen Drogenkonsum und Transfusion von Blutprodukten vor 1990 zurückführen. Heute ist eine Infektion über Blutprodukte praktisch ausgeschlossen, da seit 2001 jedes Blutprodukt direkt auf das Hepatitis-C-Virus getestet wird. Tätowierungen, Piercings, Akupunktur und medizinische Eingriffe unter nicht hygienischen Bedingungen stellen Risikofaktoren dar. Oft lässt sich die Infektionsursache jedoch nicht sicher ermitteln.

Hepatitis-D-Virusinfektionen können nur bei Hepatitis-B-Virus-Infizierten vorkommen. Hauptübertragungswege sind Blutkontakte und Verletzungen.

Das Hepatitis-E-Virus wird in Deutschland in den meisten Fällen durch den Verzehr von Schweinefleisch oder Wildbret übertragen.

29. Können Hepatitisviren durch Sexualverkehr übertragen werden?

Das Risiko ist meistens sehr gering, sofern kein erhöhtes Infektionsrisiko zum Beispiel durch Menstruationsblutung, Risikopraktiken oder lokale Infektionen vorliegt. Eine Ausnahme ist ein Sexualkontakt von nicht-geimpften Menschen mit Hepatitis-B-Virus-Infizierten, die eine hohe Viruslast haben.

30. Stimmt es, dass das Hepatitis-B-Virus ansteckender ist als HIV?

Die Wahrscheinlichkeit einer Ansteckung hängt vor der Menge der Viren im Blut ab. Junge Menschen mit Hepatitis B können extrem viele Viren tragen und sind damit viel ansteckender als Patienten, bei denen das Virus zum Beispiel durch Medikamente unterdrückt wird. Bei unbehandelten HIV-Infizierten werden nicht so hohe Viruslasten erreicht, damit sind die Betroffenen weniger ansteckend.

Sowohl für das Hepatitis B-Virus als auch für das Humane Immundefizienz-Virus (HIV) gilt aber, dass Patienten, die erfolgreich behandelt werden, nicht mehr infektiös für andere sind.

31. Kann das Hepatitis-Virus während der Schwangerschaft und beim Stillen von der Mutter auf das Kind übertragen werden?

Das Risiko der Mutter, während der Schwangerschaft (insbesondere bei der Geburt) das Hepatitis-B-Virus auf das Kind zu übertragen, beträgt bis zu 30 Prozent. Deshalb werden in Deutschland alle Schwangeren auf Hepatitis B getestet, damit während der Schwangerschaft rechtzeitig eine Behandlung begonnen werden kann. Außerdem ist es unbedingt erforderlich, dass bei bekannter Hepatitis-B-Virusinfektion der Mutter eine Impfung des Kindes unmittelbar nach der Geburt durchgeführt wird.

Bei der Hepatitis C ist das Risiko von der Viruslast der Mutter (d. h. von der Anzahl der Viruskopien, die sich im Blut befinden) abhängig und kann zwischen 2 und 7 Prozent liegen. Übertragungen des Hepatitis-D-Virus von Mutter auf Kind kommen nur äußerst selten vor.

32. Wie verhalte ich mich, wenn eine Person mit chronischer Virushepatitis mit mir in einem Haushalt lebt?

Der Umgang mit einem Virusträger sollte von verschärfter Hygiene begleitet werden. Nicht dieselben Handtücher und dasselbe Geschirr benutzen, sexuelle Kontakte nur mit Kondom. Bei Hepatitis B wird ein Impfschutz für die Kontaktpersonen empfohlen. Das gilt auch für Hepatitis D. In einem Haushalt sollten nicht dieselben Rasierer und Nagelscheren benutzt werden.

33. Kann das Hepatitis-Virus durch den gemeinsamen Gebrauch von Geschirr übertragen werden?

Bei einer Hepatitis-B-Virusinfektion wird empfohlen, getrenntes

Geschirr zu benutzen, auch wenn das Risiko gering ist. Eine erfolgreiche Impfung gegen Hepatitis B schützt vor einer Infektion. Die Übertragung des Hepatitis-C-Virus durch den gemeinsamen Gebrauch von Geschirr ist nicht zu befürchten, solange das Geschirr oder Besteck nicht durch Blut verschmutzt ist.

34. Was tun mit einer Hepatitis C in Kindergarten und Schule?

Grundsätzlich gilt unabhängig von einer Virushepatitis, dass Kinder im Falle einer Verletzung oder offenen Wunde nicht am Spielen oder am Sportunterricht mit intensivem Körperkontakt teilnehmen sollten. Bei der Versorgung von Wunden sollten Handschuhe getragen werden. Die Hepatitis-C-Virusinfektion ist gering infektiös. Bei direktem Blut-Blut-Kontakt ist eine Infektion jedoch nicht auszuschließen. Fließt Hepatitis-C-positives Blut über unverletzte Haut, ist eine Infektion extrem unwahrscheinlich. Insgesamt gilt, dass bei Situationen mit blutenden Verletzungen die auch sonst üblichen Vorsichtsmaßnahmen angewendet werden sollen.

35. Ich bekomme eine Tablette gegen Hepatitis B. Wie lange muss ich die einnehmen?

Zumeist muss man die Medikamente mit einem direkten Virushemmer bei Hepatitis B dauerhaft einnehmen. Auch wenn das Hepatitis-B-Virus meist schon wenige Monaten nach Beginn der Tabletten-Einnahme im Blut nicht mehr nachweisbar ist, versteckt sich das Virus in den Leberzellen. Sobald man die Tabletten nicht mehr einnimmt, würde das Virus in den allermeisten Fällen wiederkommen. Patienten mit Leberzirrhose dürfen in keinem Fall die Behandlung beenden, da sich dann ein Leberversagen einstellen kann.

Neue Studien haben gezeigt, dass bei ausgewählten Patienten eine Beendigung der Tablettentherapie möglich ist. Das sollte aber nur unter enger Kontrolle des Arztes erfolgen.

36. Wann spricht man von einer chronischen Hepatitis C?

Man spricht von einer chronischen Hepatitis C, wenn das Virus länger als sechs Monate im Körper verbleibt.

37. Sollte eine Hepatitis C behandelt werden?

Ja! Aufgrund der fast immer erfolgreichen und nebenwirkungsfreien Therapie von acht bis zwölf Wochen gibt es praktisch keinen Grund mehr, nicht zu therapieren.

Ein weiteres Argument für eine Therapie aller HCV-Infizierten ist das langfristige Ziel, das Virus dauerhaft zu beseitigen und Neuansteckungen zu vermeiden.

38. Wie wird eine Hepatitis C behandelt?

2014 gab es eine echte Revolution in der HCV-Therapie. Seither wurden viele neue Medikamente zugelassen, die direkt die Virusvermehrung hemmen. Jetzt kann man bei fast allen Patienten eine Ausheilung erreichen – und das praktisch ohne Nebenwirkungen! Die Tablettentherapie dauert nur noch zwei bis drei Monate.

39. Ist eine Hepatitis C heilbar?

Eine Heilung der Hepatitis C ist heute dank der neuen Therapien in über 97 Prozent der Fälle möglich.

Patienten mit Leberzirrhose dürfen allerdings die Ausheilung ihrer Hepatitis C nicht mit der Heilung von ihrer Lebererkrankung verwechseln. Es gibt vermutlich einen bestimmten Punkt, ab dem die Leber unumkehrbar geschädigt ist und sich nicht mehr erholen kann.

Es muss auch noch erforscht werden, ob das Risiko an Leberzellkrebs zu erkranken, sich nach Ausheilung der Hepatitis C normalisiert oder nicht. Bevor dies nicht eindeutig geklärt ist, sollten Patienten auch nach der Ausheilung alle sechs Monate eine Ultraschalluntersuchung der Leber durchführen lassen.

40. Was bedeutet es, wenn ich positiv auf Hepatitis-C-Antikörper getestet wurde, die HCV-RNA aber negativ ist?

Die Antikörper gegen Hepatitis C zeigen an, dass einmal ein Kontakt zu dem Hepatitis-C-Virus bestanden hat. Wenn gleichzeitig die Erbsubstanz des Virus (HCV-RNA) nicht nachgewiesen werden kann, ist die Infektion in der Regel ausgeheilt. Allerdings muss der negative Nachweis der Virus-RNA mindestens zweimal erfolgen. Wir empfehlen, dass diese Patienten anschließend jährlich kontrolliert werden. Patienten mit positivem anti-HCV und kontrolliert negativer HCV-RNA sind gesund und nicht infektiös für andere Menschen. Es bestehen keine Einschränkungen für berufliche Tätigkeiten oder Gefahren für Dritte. Auch nach Ausheilung der Hepatitis C mit den neuen Medikamenten bleiben Antikörper in der Regel nachweisbar.

41. Machen Hepatitis-C-Viren nur die Leber krank?

Nein, Hepatitis-C-Viren oder die Reaktion des Immunsystems auf das Virus können auch Probleme außerhalb der Leber hervorrufen. Zum Beispiel klagen manche Patienten über Gelenkbeschwerden, Hautveränderungen oder eine starke Müdigkeit. Das Risiko für eine Blutzuckererkrankung (Diabetes mellitus) und Lymphdrüsenkrebs ist ebenfalls erhöht.

42. Und was ist jetzt eigentlich Hepatitis D?

Hepatitis D oder auch Hepatitis Delta ist kein selbstständig vermehrungsfähiges Virus. Es benötigt zur Unterstützung immer Hepatitis-B-Viren. Leider entwickeln die Patienten mit dieser Doppelinfektion deutlich schneller eine Leberzirrhose und die daraus folgenden Komplikationen. Die einzig anerkannte Therapie der Hepatitis Delta war über viele Jahre pegyliertes Interferon. Im Herbst 2020 wurde erstmals ein Medikament (Bulevirtid) speziell zur Therapie der Hepatitis D zugelassen.

43. Wann sollte man nach Hepatitis D suchen?

Jeder Patient, der Hepatitis B hat, sollte mindestens einmal auf Antikörper gegen das Hepatitis-D-Virus getestet werden.

44. Das Alphabet geht ja noch weiter. Muss ich etwas über Hepatitis E wissen?

Hepatitis E ist eine sehr häufige Erkrankung, mit der fast jeder 5. Mensch im Laufe seines Lebens zu tun hat. In Deutschland geht man jährlich von etwa 400 000 Infektionen aus. Zum Glück heilt sie in den meisten Fällen folgenlos aus. Bei Patienten, die bereits eine andere Lebererkrankung haben, kann die zusätzliche Infektion mit dem Hepatitis-E-Virus zu Problemen führen.

45. Kann das Hepatitis-E-Virus zu einer dauerhaften Infektion führen?

Bei immunkranken Patienten kann sich das Virus dauerhaft festsetzen und die Leber schädigen. Die chronische Hepatitis E ist insbesondere bei Menschen nach Organtransplantation ein Problem. Hier kann eine Therapie mit Ribavirin helfen.

46. Ist man nach einer ausgeheilten Virushepatitis immun gegen Neuansteckungen?

Nach einer ausgeheilten Hepatitis A oder B ist man gegen eine weitere Infektion mit den jeweiligen Viren vermutlich lebenslang geschützt. Für die Hepatitis-C-Viren gilt das nicht. Bei erneutem Kontakt mit Hepatitis-C-Viren kann es wieder zu einer Infektion kommen. Erneute Infektionen mit dem Hepatitis-E-Virus sind möglich, verlaufen aber in der Regel sehr mild.

47. Worauf muss ich achten, wenn ich neben einer chronischen Hepatitis B oder C zusätzlich an Diabetes mellitus (Zuckerkrankheit) leide?

Ein Diabetes mellitus ist mit einem schnelleren Fortschreiten der

Fibrose bei Virushepatitis assoziiert. Es ist für diese Betroffenen besonders wichtig, den Blutzucker konstant im Normbereich zu halten. Außerdem ist eine Gewichtsreduktion bei Typ-2-Diabetikern erforderlich, da eine Leberverfettung ein entscheidender Begleitfaktor für die Entstehung einer Leberzirrhose sein kann.

48. Muss ich mich gegen Hepatitis A und B impfen lassen?

Die Ständige Impfkommission des Robert-Koch Instituts empfiehlt eine Impfung gegen Hepatitis A bei folgenden Risikogruppen: Reisende in tropische Regionen, medizinisches Personal in Kinderkliniken, Personal in Kindergärten und Kindertagesstätten, Küchenpersonal, Homosexuelle, Kanalarbeiter. Die Hepatitis-B-Impfung wird bei Kindern/Jugendlichen und folgenden Risikogruppen empfohlen: Fernreisende in Endemiegebiete, medizinisches Personal, Dialysepatienten, Kontaktpersonen von Infizierten, die im selben Haushalt leben, Kinder in Gebieten mit hoher Rate von Infizierten, Drogengebraucher, Homosexuelle, Personen mit häufig wechselnden Sexualkontakten, geistig Behinderte, Neugeborene.

Es gibt Hinweise, dass eine akute Hepatitis-A-Virusinfektion häufiger einen fulminanten Verlauf bei Patienten nimmt, die eine andere chronische Lebererkrankung haben. Wir empfehlen eine Impfung gegen das Hepatitis-A- und -B-Virus bei Patienten mit chronischer Hepatitis und in jedem Fall bei Patienten mit Zirrhose. Die Kosten hierfür werden von der Krankenkasse übernommen.

49. Gibt es eine Impfung gegen Hepatitis C?

Es gibt leider noch keinen Impfstoff gegen Hepatitis C. Dafür ist die Hepatitis C seit einigen Jahren in fast allen Fällen durch Tabletten heilbar geworden. Um die Krankheit weltweit dauerhaft zu beseitigen, ist aber vermutlich die Entwicklung eines Impfstoffs notwendig. Viele Wissenschaftler, auch in Deutschland, arbeiten daran.

50. Schützen wirklich alle Impfungen? Kann man nach der Impfung testen, ob ein Impfschutz besteht?

Wir müssen zwischen den Hepatitis-Viren unterscheiden, für die eine Impfung zur Verfügung steht. Wahrscheinlich besteht nach einer Hepatitis-A-Impfung ein lebenslanger Schutz. Die Impfung ist seit etwa 25 Jahren zugelassen und es sind keine Infektionen nach erfolgreicher Impfung gesichert bekannt. Das ist leider nicht im gleichen Maße der Fall für die Impfung gegen Hepatitis B. Hier gibt es in 5 bis 10 Prozent der Fälle sogenannte „Impfversager". Diese Rate kann bei älteren Menschen oder solchen mit einem eingeschränkten Immunsystem sogar noch höher sein. Personen, die ein erhöhtes Risiko für eine Infektion haben (zum Beispiel Personen in medizinischen Berufen, Angehörige von Hepatitis-B-Patienten, Drogengebraucher), sollten ihren anti-HBs-Titer kontrollieren lassen und gegebenenfalls eine Auffrischimpfung erhalten.

51. Darf ich mich während der Schwangerschaft gegen Hepatitis B impfen lassen? Kann während der Stillzeit eine Impfung gegen Hepatitis B erfolgen?

Eine Schwangerschaft stellt für eine Impfung gegen das Hepa-titis-B-Virus keine Gegenanzeige dar, dennoch sollte sie nur bei einem Risiko für eine Hepatitis B-Virusinfektion durchgeführt werden. Bei einem hohen Risiko, an Hepatitis B zu erkranken, ist eine Impfung sogar wichtig. Vor einer Schwangerschaft sollte auf jeden Fall das Vorliegen einer Hepatitis B-Virusinfektion bzw. eines Impfschutzes überprüft werden. Es gibt es keine Daten zum Einfluss einer Hepatitis-B-Impfung in der Stillzeit. Die Stillzeit ist prinzipiell kein Hinderungsgrund für eine Hepatitis-B-Impfung. Es gilt aber, dass eine Impfung nur durchgeführt werden sollte, wenn es wirklich notwendig ist. Gleiches gilt für die Hepatitis-A-Impfung.

52. Was ist am schädlichsten für die Leber? Alkohol, Medikamente, illegale Drogen oder fettreiche Ernährung?

Das ist alles schlecht für die Leber. Alkohol ist in größeren Mengen auf jeden Fall schädlich. Für fast jedes Medikament steht im Beipackzettel, dass die Leber geschädigt werden kann. Allerdings ist dies sehr selten und der Nutzen des Medikaments überwiegt das geringe Risiko, einen Leberschaden zu erleiden. Ungesunde Ernährung ist nicht nur schlecht für die Leber, sondern auch für das Herz und die Gefäße. Eine ausgewogene Ernährung sollte das Ziel sein.

53. Darf ich mich als chronischer Hepatitispatient sportlich betätigen?

Für Patienten mit kompensierter Lebererkrankung, d. h. Patienten, die keine fortgeschrittene Leberzirrhose haben, ist es empfehlenswert, sich sportlich zu betätigen. Leichte körperliche Aktivität und ausgewogene Ernährung wirken sich günstig auf jede Lebererkrankung aus und können das Wohlbefinden steigern. Patienten, die bereits an Wassersucht oder Speiseröhrenblutungen leiden, sollten hinsichtlich anstrengender körperlicher Aktivitäten zurückhaltend sein.

54. Sind Mariendistelpräparate gut für die Leber?

Ein Wirkstoff, der aus der Mariendistel gewonnen wird, ist Silibinin. Silibinin setzt man bei Vergiftungen durch Knollenblätterpilze ein. Die Wirksamkeit ist wissenschaftlich erwiesen. Unklar hingegen ist die Bedeutung von diversen Mariendistelpräparaten für chronische Lebererkrankungen. Bisher fehlen eindeutige Belege, dass die Krankheitsaktivität oder ein Fortschreiten der Vernarbung gehemmt werden.

55. Kann ich mit Hilfe pflanzlicher Präparate ein Fortschreiten der Fibrose verhindern?

Es werden neben dem Silibinin (siehe vorherige Frage) immer

wieder Substanzen und pflanzliche Präparate genannt, die den Leberumbau hemmen sollen. Der Nachweis der Wirksamkeit steht jedoch in fast allen Fällen noch aus. Grundsätzlich sollten diese Substanzen im Rahmen von kontrollierten Studien untersucht werden. Zurzeit raten wir davon ab, die zum Teil sehr teuren Präparate in größeren Mengen einzunehmen. Im Gegenteil: Zahlreiche pflanzliche Substanzen sind sogar schädlich für die Leber. Man sollte in jedem Fall vorher mit dem behandelnden Arzt sprechen.

56. Ist Kaffee schädlich für die Leber?

Nein – im Gegenteil! Es konnte in vielen Studien nachgewiesen werden, dass der Genuss von drei und mehr Tassen (Filter-)Kaffee am Tag das Risiko für die Entwicklung einer Leberzirrhose oder eines Leberkrebses bei Patienten mit chronischen Lebererkrankungen verringert.

57. Wie sieht eine leberschonende Ernährung aus?

Es gibt eine einfache Antwort – in keine Richtung übertreiben. Zu fettreiche Nahrung sollte vermieden werden, dies gilt auch für die „süßen" Dinge. Es ist viel spekuliert worden, ob einzelne Nahrungsmittel „gut" für die Leber sind. Eines wird jedenfalls viele überraschen: Gut für die Leber ist Kaffee! Und zwar nach dem Motto „Viel hilft viel!" Es gilt keine spezielle Diät einzuhalten, solange die Leberfunktion normal ist. Ernähren Sie sich ausgewogen nach den Empfehlungen, die auch für Gesunde gelten.

58. Was ist besser – Butter oder Margarine?

Eine klare Empfehlung hierzu gibt es nicht. Sie können Butter oder Margarine essen, je nach dem was Ihnen besser schmeckt. Eine fettarme Diät müssen Sie nicht einhalten. Da Butter und Margarine allerdings den Bedarf an essentiellen Fettsäuren nicht ausreichend decken, sollten Sie darüber hinaus zur Zubereitung von Speisen auch Öle verwenden.

59. Macht es einen Unterschied, ob ich Traubenzucker (Glukose) oder Fruchtzucker (Fruktose) verwende?

Als Kalorienträger gibt es kaum Unterschiede zwischen Traubenzucker oder Fruchtzucker. Auch ist Fruktose nicht „gesünder“ als Glukose. Im Gegenteil, in großen Mengen eingenommene Fruktose beschleunigt eine Leberverfettung und kann die Entzündung fördern. Die in Obst und Gemüse enthaltene Fruchtzuckermenge ist aber unbedenklich – daher gilt: „Obst soll man essen und nicht trinken.“ Speisen und Getränke sollten Sie aber nicht mit Fruchtzucker süßen.

60. Ich ernähre mich ausgewogen und ausreichend, trotzdem nehme ich ab. Was kann ich tun?

Eine Mangelernährung tritt im Verlauf bei vielen Patienten mit Lebererkrankungen auf. Der Appetit wird geringer. Obwohl die Patienten das Gefühl haben, ausreichend zu essen, schaffen es viele Patienten dennoch nicht mehr, ihren Bedarf an Kalorien, Vitaminen und Spurenelementen zu decken. Schreiben Sie auf, was Sie über den Tag essen, um einen Überblick über die tägliche Kalorienmenge zu erhalten. Sie können Ihre Speisen mit Sahne oder anderen fetthaltigen Lebensmitteln anreichern – Fette sind gute Energieträger. Patienten mit Leberzirrhose, die Gewicht verlieren, sollten eine späte Mahlzeit vor dem Schlafengehen einplanen. Ein unerklärter Gewichtsverlust kann auch ein Warnzeichen für einen Leberkrebs oder andere Krebserkrankungen sein. Wenden Sie sich rechtzeitig an Ihren Arzt, um das Problem der Ernährung frühzeitig angehen zu können.

61. Gibt es Tabus, wenn ich meine Leber schonen möchte?

Ja. Alkoholhaltige Getränke sollten Sie vermeiden, wenn Sie eine chronische Lebererkrankung haben. Rauchen ist ein weiterer gesundheitsgefährdender Faktor.

62. Kann ich trotz Lebererkrankung ein Kind bekommen?

Grundsätzlich ist das möglich. Entscheidend ist hierbei, wie schwer der Leberschaden ist. Im Endstadium von Lebererkrankungen kommt es auch zu Störungen im Gleichgewicht der Geschlechtshormone. Dies erschwert die Entwicklung einer Schwangerschaft. Falls ein Überdruck im Pfortadersystem besteht, kann eine Schwangerschaft sowohl für die Mutter als auch das Kind lebensgefährlich werden.

Bei Frauen, die an einer Leberzirrhose leiden und einen Kinderwunsch haben, sollte immer eine sorgfältige Risikoabwägung durchgeführt werden und während der Schwangerschaft unbedingt eine engmaschige Betreuung durch einen Frauen- und Leberarzt erfolgen.

63. Ich möchte an einer klinischen Studie teilnehmen. An wen muss ich mich wenden und wie funktioniert das?

Viele Errungenschaften der Medizin (zum Beispiel die neuen Hepatitis-C-Therapien) gäbe es heute nicht, wenn sich nicht vorher Patienten im Rahmen von klinischen Studien zur Erprobung neuer Medikamente zur Verfügung gestellt hätten.

Zur Sicherheit der Patienten werden klinische Studien von vielen Institutionen (beispielsweise vom Gesundheitsamt und von Ethikkommissionen) streng kontrolliert. Für die Durchführung von Studien gibt es speziell ausgebildete Ärzte (Prüfärzte) und sogenannte Studienschwestern.

Einen persönlichen Vorteil bei der Studienteilnahme hat man dadurch, dass man neue Medikamente erhält, lange bevor diese zugelassen werden. Gerade bei Erkrankungen, für die es bisher keine oder nur unzureichende Therapiemöglichkeiten gibt, kann eine Studienteilnahme empfehlenswert sein.

64. Was muss man nach einer Ausheilung der Hepatitis C beachten?

Die Ausheilung der Hepatitis C führt in vielen Fällen zu einer Rückbildung der Lebervernarbung und zu einer Erholung der Leberleistung. Wenn sich vor der Therapie aber bereits eine Leberzirrhose entwickelt hat, besteht auch weiterhin ein erhöhtes Risiko für die Entwicklung eines Leberzellkrebses. Daher sind auch nach einer Ausheilung regelmäßige Vorsorgeuntersuchungen notwendig.

65. Schaden alle Medikamente der Leber?

In fast jedem Medikamenten-Beipackzettel steht, dass das Medikament leberschädlich sein kann. Zugelassene Medikamente haben aber verschiedene Sicherheitsprüfungen durchlaufen und sind daher sicher. Nebenwirkungen von Medikamenten, die die Leber betreffen, sind in der Regel selten.

Wenn die Leberleistung normal ist, wird das Medikament ausreichend abgebaut und es besteht in den meisten Fällen keine Gefahr. Es ist wichtig, bei Arzneimitteln die Einnahme-Empfehlungen der Hersteller zu beachten.

Auf gar keinen Fall darf ein vom Arzt verordnetes Medikament einfach abgesetzt werden. Hier muss immer Rücksprache mit dem Arzt gehalten werden. Pflanzliche, nicht verschreibungspflichtige Naturheilmittel und Nahrungsergänzungsmittel können auf die Leber giftig wirken.

66. Was kann ich denn meiner Leber Gutes tun?

Es ist gar nicht so schwer, auf die Gesundheit der Leber zu achten und diese zu fördern. Oft ist unser Verhalten dafür ausschlaggebend.

Bei der Ernährung können Sie darauf achten, abwechslungsreich und „gesund“ zu essen. Eine kohlenhydratarme Ernährung mit frischen und natürlichen Lebensmitteln ist dabei empfehlenswert. Verzichten Sie auf Fertigprodukte und fettes Fleisch, nehmen

Sie als Fett Omega-3-Fettsäuren aus pflanzlichen Ölen. Essen Sie viel Obst und Gemüse. Konsumieren Sie stark fruchtzuckergesüßte Getränke nur in geringen Mengen.

Verzichten Sie aufs Rauchen (auch Rauchen ist schlecht für die Leber!). Auf Alkohol sollte ebenfalls möglichst verzichtet werden. Bei normaler Leberleistung ist ein Glas Wein oder Bier am Wochenende in der Regel aber kein Problem.

Trinken Sie Kaffee oder schwarzen Tee (wenn Sie keine Herzerkrankung haben).

Bewegen Sie sich regelmäßig, mindestens dreimal pro Woche für eine halbe Stunde. Ihre Bewegung sollte dabei eine moderate (wie zum Beispiel beim Spazierengehen) bis stärkere (beispielsweise beim Fahrradfahren) Intensität haben. Versuchen Sie, Stress abzubauen und zu vermeiden. Achten Sie auf erholsamen und regelmäßigen Schlaf.

Wenn Sie Übergewicht haben, reduzieren Sie dieses durch die Umstellung Ihrer Ernährung und mehr Bewegung. Achtung: Nehmen Sie langsam ab, machen Sie keine „Gewaltdiäten".

Lassen Sie sich gegen Hepatitis A und B impfen.

Wenn Sie mögliche Anzeichen für eine Erkrankung der Leber verspüren, lassen Sie Ihre Leberwerte untersuchen. Sind diese erhöht, muss die Ursache dafür abgeklärt werden.

Lesen Sie immer den Beipackzettel Ihrer Medikamente. Halten Sie sich an die Dosierungsanleitung und nehmen Sie kein Mittel länger ein als vorgeschrieben. Kaufen Sie keine Arznei- oder Naturheilmittel unklarer Herkunft.

Noch Fragen?

Wenn Sie weitere Fragen haben, können Sie gern die Telefonsprechstunde der Deutschen Leberstiftung nutzen. Sie erreichen unsere Experten von Dienstag bis Donnerstag zwischen 14:00 und 16:00 Uhr unter der Telefonnummer 01805/45 00 60 (0,14 €/Min).

DEUTSCHE LEBERSTIFTUNG – IHR PARTNER FÜR DIE GESUNDHEIT

Ob Grundlagenforschung, klinische Studien oder Vernetzung von Wissenschaftlern, Ärzten und Patienten – die Deutsche Leberstiftung fördert ein vielfältiges Spektrum rund um Erkrankungen des lebenswichtigen Organs Leber.

Mit Förderung des Bundesministeriums für Bildung und Forschung wurde 2002 das „Kompetenznetz Hepatitis" geschaffen. Es unterstützt die bundesweite Erforschung von Leberentzündungen, die durch Viren hervorgerufen werden. Um die erfolgreiche Arbeit des „Kompetenznetz Hepatitis" nach Auslaufen der staatlichen Förderung zu sichern, wurde 2006 die Deutsche Leberstiftung gegründet.

Die Deutsche Leberstiftung befasst sich mit der Leber, Lebererkrankungen und ihren Behandlungen. Sie hat das Ziel, die Patientenversorgung durch Forschungsförderung und wissenschaftliche Projekte zu verbessern. Durch intensive Öffentlichkeitsarbeit steigert die Stiftung die öffentliche Wahrnehmung für Lebererkrankungen, damit diese früher erkannt und geheilt werden können. Die Deutsche Leberstiftung bietet außerdem Information und Beratung für Betroffene und Angehörige sowie für Ärzte und Apotheker in medizinischen Fragen. Diese Aufgaben erfüllt die Stiftung sehr erfolgreich.

Forschungsvernetzung

Ein Schwerpunkt der Stiftung ist es, die Erforschung aller Lebererkrankungen durch Forschungsvernetzung voranzutreiben. Zweimal jährlich erscheint unter anderem das von der Stiftung herausgegebene „HepNet Journal", das sich der gesamten Bandbreite der Hepatologie widmet. Das „HepNet Symposium", die Jahrestagung der Deutschen Leberstiftung, bietet Forschern und Ärzten ein Forum, um sich über die neuesten Erkenntnisse auf ihrem Gebiet auszutauschen.

Forschungsförderung

Die Deutsche Leberstiftung fördert Forschung im Bereich der Leber und Lebererkrankungen. Dafür lobt die Stiftung Stipendien zur Forschungsvernetzung und zur Vorbereitung von klinischen Studien und Projekten aus. Jährlich wird mit dem „Preis der Deutschen Leberstiftung“ eine wegweisende Publikation im Bereich der Hepatologie ausgezeichnet. Außerdem stellt die Stiftung Kontakte sowie ihre wissenschaftliche Kompetenz zur Verfügung.

Wissenschaftliche Projekte

Zur Verbesserung der Versorgung von Menschen mit Lebererkrankungen führt die Deutsche Leberstiftung eigene wissenschaftliche Projekte sowie Studien und Register, unter anderem im HepNet Study-House, durch und fördert Projekte in anderen Institutionen.

Ein besonderes Projekt ist das Deutsche Hepatitis C-Register. Damit die seit 2014 zugelassenen Therapien der Hepatitis C auch tatsächlich allen Betroffenen zugutekommen konnten, mussten nach der Zulassung der Medikamente weitere Informationen gesammelt werden – beispielsweise, um festzustellen, ob die Medikamente für Patienten mit weiteren Erkrankungen zusätzlich zur Hepatitis C ebenfalls geeignet sind oder um zu ermitteln, welche Nebenwirkungen bei einer breiten Anwendung vorkommen können. Nur mit diesen Erkenntnissen können die neuen Medikamente optimal eingesetzt werden.

Die Deutsche Leberstiftung führt daher über die Leberstiftungs-GmbH Deutschland, deren alleinige Gesellschafterin sie ist, in Kooperation mit dem Berufsverband der Niedergelassenen Gastroenterologen Deutschlands e. V. (bng) das Deutsche Hepatitis C-Register. Das Deutsche Hepatitis C-Register ist eines der weltweit größten Register zu dieser Erkrankung und erfährt international Beachtung.

Die steatotische Lebererkrankung (SLD), auch als Fettlebererkrankung bezeichnet, ist die häufigste chronische Lebererkrankung in den westlichen Ländern. Bisher sind keine Medikamente zur Behandlung in Deutschland zugelassen. Dies ist aber für die nächsten Jahre zu erwarten.

Um einen Beitrag zur Verbesserung der Versorgung von Betroffenen zu leisten, hat die Deutsche Leberstiftung das „Deutsche SLD-Register“ mit Unterstützung von zwei Forschungsgruppen (die „NAFLD CSG“ der universitären Zentren und die FLAG-Studie des bng) initiiert und führt es ebenfalls über die Leberstiftungs-GmbH.

Netzwerk

!

Durch das Netzwerk der Deutschen Leberstiftung finden Betroffene schnell und einfach kompetente Ansprechpartner.

Die Deutsche Leberstiftung hat ein bundesweites Netzwerk aus assoziierten Ärzten, Kliniken, Wissenschaftlern, Apothekern und Selbsthilfegruppen geschaffen. Diese weisen sich durch eine hohe Kompetenz im Bereich der Lebererkrankungen aus beziehungsweise nutzen die Kompetenz der Deutschen Leberstiftung. Dadurch haben Betroffene die Möglichkeit, schnell und einfach einen kompetenten Ansprechpartner vor Ort zu finden (unter www.deutsche-leberstiftung.de im Internet).

Durchführung und Koordination von Projekten
Projekte zu verschiedenen Lebererkrankungen
Studien und Register, vor allem zu Virushepatitis im HepNet Study-House
Deutsches Hepatitis C-Register, Deutsches SLD-Register (über die Leberstiftungs-GmbH)
Forschungsförderung
Freistellung-Stipendium
Vernetzungs-Stipendium
Publikationspreis
Kommunikation
Websites
Deutsche Leberstiftung
Vernetzung/Austausch
Beratung
Forschungs-vernetzung/Wissenstransfer
Jahrestagung „HepNet Symposium"
Zeitschrift „HepNet Journal"
Netzwerk der Assoziierten
Medizinische Information und Beratung
Faltblätter und Broschüren
Telefonsprechstunde
Arzt-Patienten-Seminare
Öffentlichkeitsarbeit
Pressearbeit
„Deutscher Lebertag"
besondere Veröffentlichungen wie „Das Leber-Buch" „Das große Kochbuch für die Leber"

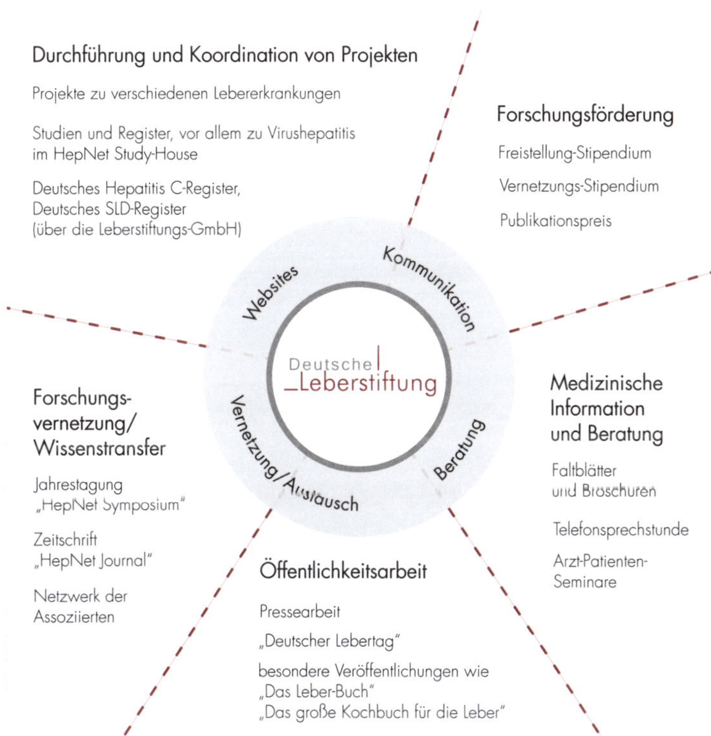

Arbeitsbereiche der Deutschen Leberstiftung.

Gremien

Der Netzwerkgedanke bildet sich auch in den Gremien der Stiftung ab. An der Gründung der Deutschen Leberstiftung waren die wichtigsten Fachgesellschaften im Bereich der Leberforschung, Universitätskliniken wie die Medizinische Hochschule Hannover und das Universitätsklinikum Frankfurt sowie Selbsthilfegruppen beteiligt. Die Gründungsstifter sind im Stiftungsrat, dem Aufsichtsgremium der Deutschen Leberstiftung vertreten. Unterstützt wurde die Stiftungsgründung auch durch verschiedene Firmen, die im Kuratorium der Stiftung einen Sitz haben.

Die Gremien der Deutschen Leberstiftung (November 2024)

VORSTAND	
Prof. Dr. Michael P. Manns (Vorsitzender)	Hannover
Prof. Dr. Stefan Zeuzem (Stellvertretender Vorsitzender)	Frankfurt
Prof. Dr. Ulrike Protzer	München
Prof. Dr. Peter Schirmacher	Heidelberg
Prof. Dr. Christoph Sarrazin	Wiesbaden

STIFTUNGSRAT	
Gesellschaft für Virologie e. V.	Prof. Dr. Thomas Mertens, Vorsitzender
Berufsverband Niedergelassener Gastroenterologen Deutschlands e. V. (bng)	Dr. Peter Buggisch, stellvertretender Vorsitzender
Deutsche Gesellschaft für Pathologie e. V.	Jörg Maas
Deutsche Gesellschaft für Verdauungs- und Stoffwechselkrankheiten e. V. (DGVS)	Prof. Dr. Thomas Berg
Deutsche Leberhilfe e. V.	Wilhelm Grans
Hep-Net e. V.	Prof. Dr. Markus Cornberg
Medizinische Hochschule Hannover	Prof. Dr. Frank Lammert
Universitätsklinikum Frankfurt	Prof. Dr. Jürgen Graf
Deutsche Arbeitsgemeinschaft zum Studium der Leber e. V. (GASL)	Prof. Dr. Elke Roeb, Vorsitzende des Kuratoriums
Lebertransplantierte Deutschland e. V.	Gerd Böckmann, stellvertretender Vorsitzender des Kuratoriums

KURATORIUM	
Deutsche Arbeitsgemeinschaft zum Studium der Leber e. V. (GASL)	Prof. Dr. Elke Roeb, Vorsitzende
Lebertransplantierte Deutschland e. V.	Gerd Böckmann, Stellv. Vorsitzender
Berufsverband Niedergelassener Gastroenterologen Deutschlands e. V. (bng)	Dr. Peter Buggisch
Deutsche Gesellschaft für Pathologie e. V.	Jörg Maas
Deutsche Gesellschaft für Verdauungs- und Stoffwechselkrankheiten e. V. (DGVS)	Prof. Dr. Thomas Berg
Deutsche Leberhilfe e. V.	Wilhelm Grans
Hep-Net e. V.	Prof. Dr. Markus Cornberg
Medizinische Hochschule Hannover	Prof. Dr. Frank Lammert
Universitätsklinikum Frankfurt	Prof. Dr. Jürgen Graf
Deutsche Gesellschaft zur Bekämpfung der Krankheiten von Magen, Darm und Leber sowie von Störungen des Stoffwechsels und der Ernährung e.V. (Gastro-Liga)	Priv. Doz. Dr. Dr. Christoph Dietrich
Prof. Dr. Hans Peter Dienes	
Prof. Dr. Michael P. Manns	
Prof. Dr. Claus Niederau	
Prof. Dr. Michael Roggendorf	
AbbVie Deutschland GmbH & Co. KG	Dr. Carsten Holland
Gilead Sciences GmbH	Dr. Susanne Spießl
GlaxoSmithKline GmbH & Co. KG	ruhende Mitgliedschaft
MSD Sharp & Dohme GmbH	Mehrdad Doustdar
Novartis Pharma GmbH	Dr. Susanne Großer
Roche Pharma AG	Dr. Ulrich Alshuth

Information und Beratung

Die Deutsche Leberstiftung informiert mit verschiedenen Faltblättern und Broschüren über Leber und Lebererkrankungen.

Auf der Website www.deutsche-leberstiftung.de informiert die Stiftung umfangreich über die Leber und Lebererkrankungen. Dort steht auch das gesamte Informationsmaterial zum Download bereit.

In der Telefonsprechstunde der Deutschen Leberstiftung beantworten Experten alle Fragen zu Lebererkrankungen. Sie ist von Dienstag bis Donnerstag zwischen 14:00 und 16:00 Uhr besetzt und unter 01805/450060 zu erreichen (0,14 €/Min.).

ICH WEISS AUCH NICHT, WAS MIT DER LEBER LOS IST....
ICH RUFE MAL DIE DEUTSCHE LEBERSTIFTUNG AN...
GRÜBEL...

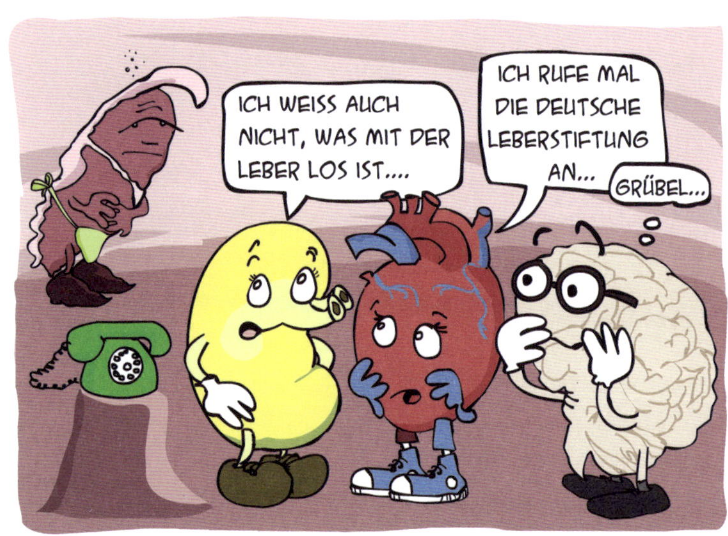

Fragen zu Leber und Lebererkrankungen beantworten die Experten in der Telefonsprechstunde der Deutschen Leberstiftung.

Aufklärung tut Not

Zu den Aufgaben der Deutschen Leberstiftung gehört auch eine breite Öffentlichkeitsarbeit, um die Menschen über Leberkrankheiten und ihre Behandlung zu informieren. Lebererkrankungen bleiben oft unerkannt und damit unbehandelt, was im schlimmsten Fall zum Leberzellkrebs führen kann. Um dies zu vermeiden, ist eine höhere Aufmerksamkeit für Lebererkrankungen sehr wichtig. Dafür arbeitet die Stiftung oft mit anderen zusammen.

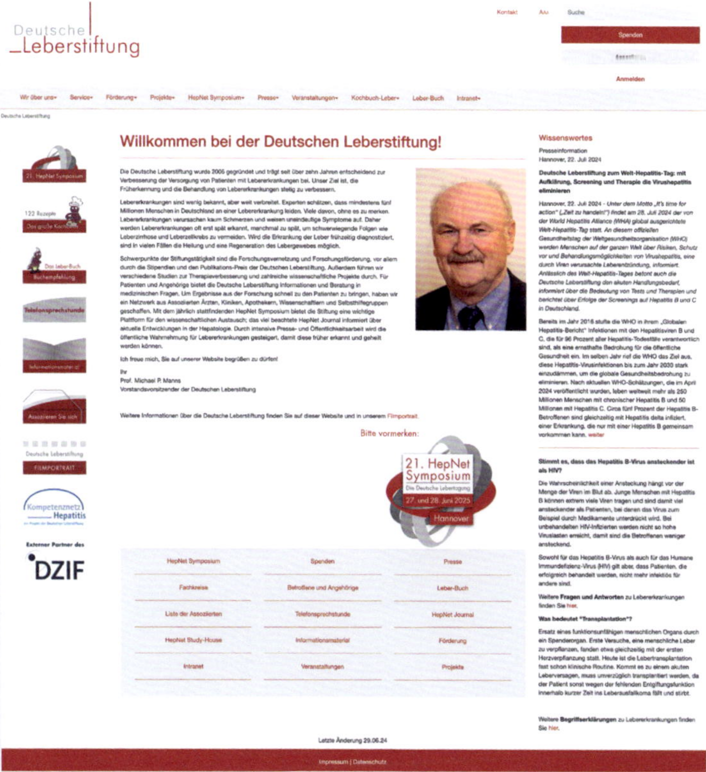

Website der Deutschen Leberstiftung (Screenshot November 2024).

Zusammen mit der Deutschen Leberhilfe e. V. und der Gastro-Liga e. V. richtet die Stiftung jährlich den Deutschen Lebertag am 20. November aus.

Unterstützung

Die Arbeit der Deutschen Leberstiftung wird durch Spenden von Privatpersonen und Unternehmen sowie die Jahresbeiträge der assoziierten Ärzte, Kliniken, Wissenschaftler und Apotheker unterstützt.

Zudem engagieren sich verschiedene Unternehmen als „Partner und Förderer der Deutschen Leberstiftung“ und tragen so zur Finanzierung der Stiftungsarbeit bei.

Außerdem werden für wissenschaftliche Projekte und einzelne Veranstaltungen zusätzliche finanzielle Mittel eingeworben. Das HepNet Study-House der Deutschen Leberstiftung wird auch mit Bundesmitteln gefördert.

Wir brauchen Sie

Mit ihrem vielfältigen Engagement hilft die Deutsche Leberstiftung den Leberkranken in Deutschland.

Die verschiedenen Maßnahmen können nur mit der Unterstützung vieler weitergeführt und in konkrete Hilfe für Leberkranke umgesetzt werden. Helfen Sie mit, Lebererkrankungen besser zu verstehen, zu erforschen und zu bekämpfen.

ANHANG

Glossar

Adenom: gutartiger Lebertumor, ab einer gewissen Größe jedoch Gefahr der Blutung oder Entartung.

AFP: Alpha-Feto-Protein; Tumormarker, der zur Früherkennung von Leberkrebs dient. In der Schwangerschaft sind erhöhte Werte normal!

Albumin: Eiweiß, das von der Leber produziert wird. Es hält das „Körperwasser" in den Gefäßen, bei Albuminmangel tritt dieses aus den Gefäßen ins Gewebe.

ALD: Alkohol-assoziierte Lebererkrankung – Fettlebererkrankung, die sich aufgrund eines deutlich erhöhten Alkoholkonsums entwickelt hat.

Alkohol: populäre Bezeichnung für Ethanol (C_2H_5OH). Ethanol entsteht auf natürliche Weise bei der Vergärung zuckerhaltiger Früchte. Die Menschen wurden schon früh auf die berauschende Wirkung von Ethanol aufmerksam, sie brauten Bier und bauten Wein an. Die regelmäßige, hohe Zufuhr von Alkohol schädigt Nervensystem, Gehirn und die Leber. Es kann zu einer alkoholischen Fettleberhepatitis kommen.

ALT: siehe GPT

Ammoniak: giftige Verbindung von Stickstoff und Wasserstoff. Im Körper hat Ammoniak eine wichtige Funktion als Zwischenprodukt beim Auf- und Abbau von Aminosäuren. Zur Ausscheidung wird Ammoniak in der Leber in den ungiftigen Harnstoff umgewandelt.

ASH: Alcoholic Steatohepatitis, eine Leberentzündung durch eine alkoholbedingte Fettleber (siehe auch ALD und MetALD).

AST: siehe GOT

Aszites: Flüssigkeitsansammlung in der freien Bauchhöhle als Folge einer Leberzirrhose, wobei die Flüssigkeit aus Blutgefäßen austritt. Auch Bauchwassersucht genannt.

Autoimmunhepatitis: Leberentzündung aufgrund einer Reaktion des Immunsystems gegen Leberzellen.

Bilirubin: gelbes Abbauprodukt des roten Blutfarbstoffs Hämoglobin. Ein erhöhter Bilirubin-Wert im Blut kann ein Hinweis auf eine Lebererkrankung sein.

Biopsie: Entnahme und Untersuchung von Gewebe aus einem lebenden Organismus. Das entnommene Gewebe beispielsweise nach einer Leberbiopsie (auch Leberpunktion genannt) wird unter dem Mikroskop und auch chemisch analysiert.

CCA: cholangiozelluläres Karzinom; Krebs der Gallenwege und der Gallenblase.

Cholangitis: Entzündung der Gallengänge.

Cholestase: Aufstau von Gallenflüssigkeit.

Computertomografie: Röntgenverfahren, bei dem mit Hilfe eines Computers Schichtbilder des Körpers erzeugt werden.

Diabetes mellitus: Gruppe von Stoffwechselerkrankungen, die zu erhöhten Blutzuckerwerten führen. Beim Typ-1-Diabetes kann der Körper kein Insulin, das Hormon zur Steuerung des Zuckerhaushalts, produzieren. Beim Typ-2-Diabetes sind Faktoren wie Übergewicht oder hohe Blutfettwerte für die Störung verantwortlich, die zu einer Fettleber führen kann. Dies betrifft nicht nur Ältere, sondern auch übergewichtige Jugendliche.

Elastografie: schmerzlose Untersuchung zur Bestimmung der Lebersteifigkeit, aus der Rückschlüsse über den Fibrosegrad der Leber gezogen werden können. Ersetzt heute häufig (aber nicht immer) die Leberbiopsie.

Endoskop: Gerät zur direkten Betrachtung des Körperinnern.

Enzyme: Proteine, die im Körper viele biochemische Reaktionen steuern, etwa die Verdauung oder Entgiftung. Die Leber stellt Enzyme aus Aminosäuren her.

ERCP: endoskopisch retrograde Cholangiopankreatikografie. Die ERCP dient der diagnostischen Darstellung der Gallenwege, Gallenblase und des Pankreasgangs. Kann auch therapeutisch genutzt werden, um Gallensteine zu entfernen oder zu zertrümmern.

Fettleber: übermäßige Ansammlung von Fett in den Leberzellen. Die Ursachen können vielfältig sein. Hauptursachen sind falsche Ernährung und Alkoholmissbrauch, aber auch Stoffwechselerkrankungen wie Diabetes mellitus. Ohne Therapie oder Änderung des Lebensstils droht eine Entzündung der Leber, die Hepatitis (siehe auch SLD).

Fibrose: krankhafte Vermehrung des Bindegewebes in einem Organ, zum Beispiel der Leber. Bei der Leberfibrose verhärtet die Leber, in einem späteren Stadium kann die Fibrose in eine Leberzirrhose übergehen.

FNH: fokal noduläre Hyperplasie; gutartiger Lebertumor; häufig bei Frauen, die die Pille eingenommen haben.

Galle: Flüssigkeit, die in den Zellen der Leber produziert wird und Nahrungsfette spaltet, damit diese im Darm leichter verdaut werden können.

Gallensteine: Steine, die in der Gallenblase durch Eindicken der Gallenflüssigkeit entstehen. Während große Steine selten Probleme bereiten und meist auch nicht behandelt werden müssen, können sehr kleine Steine über den Abfluss in den Gallengang rutschen und sich dort verklemmen, was zu schmerzhaften Gallenkoliken führen kann.

Gelbsucht: siehe Ikterus

GGT: Gamma-Glutamyltransferase, ein Leberwert im Blut. Ist die GGT gemeinsam mit der GOT und der GPT erhöht, liegt mit großer Wahrscheinlichkeit eine Erkrankung der Leber vor.

Glykogen: Vielfachzucker, der aus Glukoseeinheiten besteht. Die Leber wandelt überschüssigen Blutzucker zu Glykogen als Speicherform um.

GOT: Glutamat-Oxalacetat Transaminase (auch AST), ein Leberwert im Blut. Wenn der GOT-Wert über dem für die GPT liegt, muss man in der Regel von einem schweren Leberschaden ausgehen.

GPT: Glutamat-Pyruvat Transaminase (auch ALT), der wichtigste Leberwert im Blut. Wenn der GPT-Wert erhöht ist, weist dies auf eine Leberzellschädigung hin.

Hämangiom: Blutschwämmchen, kommt häufig in der Leber vor und bereitet in der Regel keine Probleme.

Hämochromatose: steht für die Eisenspeicherkrankheit. Der Dünndarm nimmt verstärkt Eisen aus der Nahrung auf, das er nicht mehr ausscheiden kann. Das Eisen wird in verschiedenen Organen wie der Leber deponiert. Der Eisenüberschuss schädigt Herz und Gelenke, führt zu Diabetes und Leberzirrhose.

HCC: Hepatozelluläre Karzinom; Leberzellkrebs.

Hepatitis: Entzündung der Leber, beispielsweise aufgrund einer Virusinfektion. Die Hepatitis kann akut mit starken Symptomen auftreten, aber auch chronisch als „stumme“ Entzündung, die vom Betroffenen nicht bemerkt wird. Wenn die Entzündung nicht abheilt, wird das untergegangene Lebergewebe durch Narbengewebe ersetzt.

Hepatische Enzephalopathie: Funktionsstörung des Gehirns, tritt im Endstadium einer Leberzirrhose als Folge eines erhöhten Ammoniakspiegels auf.

Ikterus: auch Gelbsucht genannt. Zum Ikterus führt ein gestörter Bilirubinstoffwechsel, die Haut und Augen färben sich gelb. Ikterus ist ein Symptom diverser Lebererkrankungen.

Immunsuppressiva: Medikamente, die die normale Funktion des Immunsystems unterdrücken. Die Mittel werden eingesetzt, um beispielsweise nach einer Lebertransplantation die vom Immunsystem angeregte Abstoßung des neuen Organs durch den Körper zu verhindern.

Immuntherapie (bei Krebs): verschiedene Formen von medikamentöser Krebsbehandlung, die das körpereigene Immunsystem bei der Bekämpfung der Tumorzellen aktivieren oder unterstützen.

INR: internationaler Messwert zur Angabe der Blutgerinnungszeit. Ein erhöhter INR-Wert kann durch schwere Lebererkrankungen bedingt sein.
Interferone: Sie werden vom Organismus als körpereigenes Gewebshormon gebildet. Gentechnisch hergestellte Interferone werden wegen ihrer Wirkung gegen Viren und Tumore als Medikamente genutzt. So wird Alpha-Interferon zur Therapie der chronischen Hepatitis B sowie der akuten und chronischen Hepatitis-C-Infektion eingesetzt.
Kernspintomografie: siehe MRT
Krampfadern der Speiseröhre: Diese Ösophagusvarizen treten im Endstadium einer Leberzirrhose auf. Die Adern können platzen, es drohen dann lebensgefährliche Blutungen.
Kreatinin: Stoffwechselprodukt des Körpers, das über den Urin ausgeschieden wird. Kreatinin ist ein wichtiger Parameter in der Labormedizin, unter anderem für die Abschätzung der Nierenfunktion.
Künstliche Leber: Im Gegensatz zur künstlichen Niere kann die Funktion der Leber nur schwer durch Maschinen ersetzt werden. Spezielle Dialysemaschinen können die Entgiftungsfunktion der Leber übernehmen, doch noch gibt es kein Verfahren, um die Produktionsaktivitäten der Leber für den Körper zu ersetzen.
Laparoskopie: Bauchspiegelung, bei der mittels Endoskop Organe wie Leber und Gallenblase zu beobachten sind.
Leber: Sie ist mit bis zu 1,5 Kilogramm das schwerste Organ und die größte Drüse des Körpers. Sie besteht aus dem rechten Leberlappen unter dem Zwerchfell und dem kleineren linken Leberlappen, der bis in den Oberbauch reicht.
Leberbiopsie: Entnahme einer Gewebeprobe aus der Leber.
Leberteilresektion: Ein Teil der Leber wird operativ entfernt.
Leberwerte: gängige Bezeichnung für verschiedene Blutwerte, die Hinweise auf eine Lebererkrankung geben. Der aussagekräftigste Leberwert ist die Glutamat-Pyruvat-Transaminase (GPT). Ist der GPT-Wert erhöht, weist dies auf eine Leberzellschädigung hin.
Lebertumoren: Man unterscheidet gut- und bösartige Lebertumore. Das Hämangiom gehört beispielsweise zu den gutartigen Tumoren und hat keinen Einfluss auf die Lebenserwartung. Zu den bösartigen Tumoren zählen Leberzellkrebs (HCC) und Gallengangskarzinom, die im jeweiligen Organ entstehen. Außerdem können sich in der Leber auch bösartige Metastasen von anderen Organen ansiedeln, die vom Krebs befallen sind.
Leberzirrhose: siehe Zirrhose
MASH: Metabolisch-assoziierte Steatohepatitis (Metabolic Dysfunction-associated

Steatohepatitis – entzündete Fettleber, die in Zusammenhang mit dem metabolischen Syndrom entstanden ist.

MASLD: Metabolische dysfunktions-assoziierte steatotische Lebererkrankungen – Fettlebererkrankungen, die im Zusammenhang mit dem metabolischen Syndrom auftreten.

MELD: Model for end-stage Liver Disease; Formel für Leberkrankheit im Endstadium; Punktesystem, nach dem die Lebern für eine Transplantation vergeben werden.

MetALD: Metabolische dysfunktions-assoziierte steatotische Lebererkrankung mit erhöhtem Alkoholkonsum – Fettlebererkrankung, die durch ein metabolisches Syndrom in Kombination mit erhöhtem Alkoholkonsum entstanden ist.

Morbus Meulengracht: zeitweise auftretende Gelbfärbung der Augen infolge einer leichten Bilirubinerhöhung. Der harmlose Enzymeffekt ist ohne gesundheitliche Auswirkungen.

Morbus Wilson: genetisch bedingte Störung des Kupferstoffwechsels in der Leber.

MRCP: Magnetresonanz-Cholangiopankreatikografie, ein bildgebendes Verfahren zur besonderen Darstellung der Gallenwege.

MRT: Magnet-Resonanz-Tomografie, Verfahren zur Herstellung von Schichtbildern des Körpers mit Hilfe eines starken Magnetfeldes.

NAFLD: Non-Alcoholic Fatty Liver Disease, nicht-alkoholische Fettlebererkrankung, bezeichnet ein Spektrum von Lebererkrankungen mit einer vermehrten Fettspeicherung in der Leber (siehe auch: SLD).

NASH: Non-Alcoholic Steatohepatitis, eine Leberentzündung durch eine nicht alkoholbedingte Fettleber (siehe auch MASH).

Ösophagusvarizen: siehe Krampfadern der Speiseröhre

PBC: primär biliäre Cholangitis (früher primär biliäre Zirrhose genannt) – eine Autoimmunerkrankung der Leber mit Entzündung der Gallenwege, an der vorwiegend Frauen erkranken.

Pfortader: Vene, die das Blut in Organen wie Magen, Darm oder Milz sammelt und der Leber zuführt.

PEI: perkutane Ethanolinjektion; Behandlung bei Leberzellkrebs: Alkohol wird in den Tumor gespritzt, um Tumorzellen abzutöten.

Photodynamische Therapie: Behandlung bei Gallengangskrebs: Eine Substanz wird über die Vene gespritzt und reichert sich im Tumor an. Durch Beleuchtung mit einer speziellen Lichtquelle können die Tumorzellen, die diese Substanz aufgenommen haben, zerstört werden.

PSC: primär sklerosierende Cholangitis – eine chronische Entzündung der Gallenwege. Etwa 80 Prozent der Erkrankten leiden zusätzlich an einer chronisch entzündlichen Darmerkrankung. Aufgrund eines deutlich erhöhten Krebsrisikos sind engmaschige Vorsorgeuntersuchungen notwendig.

Quick-Wert: Ein Blutgerinnungswert, wenn der Quick-Wert erniedrigt ist, kann dies ein Hinweis auf eine Lebererkrankung sein. Der Quick-Wert kann auch als INR angegeben werden.

RFA: Radiofrequenzablation; Behandlung bei Leberzellkrebs: eine Sonde wird in einen Tumor gesteckt, um ihn mittels Radiofrequenz, Laser oder Mikrowelle zu zerstören.

Rote Blutkörperchen: auch Erythrozyten genannt. Sie sind die häufigsten Zellen im Blut und transportieren den Sauerstoff im Blutgefäßsystem.

SBP: Die spontan bakterielle Peritonitis ist eine Entzündung des Bauchwassers und hochgefährlich.

SIRT: Selektive interne Strahlentherapie; Behandlung bei Leberzellkrebs: wie bei der TACE werden mit einem Betastrahler beladene Kügelchen in die tumorversorgenden Gefäße gespritzt.

Sonografie: Untersuchung mittels Ultraschall.

Spurenelemente: Mineralstoffe wie Jod, Kupfer, Eisen oder Zink, die im Körper in sehr geringen Mengen vorkommen.

Stent: Gefäßstütze (ähnlich einer Fischreuse), die Gallengänge oder Arterien (bei Herzkrankheit) offen hält.

Steatotische Lebererkrankung: alle Fettlebererkrankungen, unabhängig von deren Ursache.

TACE: Behandlung bei Leberzellkrebs: transarterielle Chemoembolisation; über die Leberarterie wird ein Katheter bis in den Tumor vorgeschoben. Hier kann das Chemotherapeutikum direkt in den Tumor gespritzt werden.

TIPS: minimalinvasiver Eingriff zur Verbindung von Pfortader und Lebervene durch die Leber hindurch, der zur Druckentlastung der zuführenden Gefäße führt und somit eine Rückbildung von Bauchwasser und Krampfadern der Speiseröhre zu Folge haben kann.

Transplantation: Ersatz eines funktionsunfähigen menschlichen Organs durch ein Spenderorgan. Erste Versuche, eine menschliche Leber zu verpflanzen, fanden etwa gleichzeitig mit der ersten Herzverpflanzung statt. Heute ist die Lebertransplantation fast schon klinische Routine. Kommt es zu einem akuten Leberversagen, muss unverzüglich transplantiert werden, da der Patient sonst wegen der fehlenden Entgiftungsfunktion innerhalb kurzer Zeit ins Leberausfallkoma fällt und stirbt.

Viren: Kleine infektiöse Partikel, die sich in die Zellen von Lebewesen einnisten. Viren sind keine eigenständigen Lebewesen und auf den Stoffwechsel der Wirtszelle angewiesen. Die Bekämpfung von Viren ist sehr schwierig, da sie nicht wie Bakterien abgetötet werden können. Die Medizin setzt auf antivirale Medikamente, die die virale Infektion und die Virusvermehrung behindern.

Virushepatitis: Lebererkrankung, die auf Viren zurückgeht – in Form von Hepatitis A, B, C, D und E.

Vitamine: Komplexe organische Moleküle, die der Organismus für eine Reihe lebenswichtiger Funktionen benötigt. Bis auf eine Ausnahme kann der Körper Vitamine nicht herstellen, sondern entnimmt sie der Nahrung. Die Leber nimmt Vitamine auf und speichert sie: Vitamine A, D, E und K sowie Folsäure und Vitamin B12.

Zirrhose: Sammelbegriff für die krankhafte Bindegewebsvermehrung infolge einer chronischen Entzündung. Die Zirrhose führt zur Verhärtung und narbigen Schrumpfung eines Organs und zum Untergang von Funktionsgewebe. Die Zirrhose kann in Lunge, Magen, Bauchspeicheldrüse, Brust oder Niere auftreten, hauptsächlich jedoch in der Leber.

Zyste: mit Flüssigkeit gefülltes Bläschen innerhalb eines Gewebes. Kommt in Leber und Niere häufig vor und ist in der Regel harmlos.

Hilfe – denn Sie sind nicht allein!

Selbsthilfegruppen

Mit einer Lebererkrankung müssen Sie nicht alleine fertig werden. Neben der unerlässlichen ärztlichen Betreuung können Sie die Angebote von Selbsthilfegruppen nutzen, die es in ganz Deutschland gibt – was wir ausdrücklich empfehlen. Viele arbeiten als „Assoziierte Selbsthilfegruppen" mit der Deutschen Leberstiftung zusammen. Einige Gruppen befassen sich allgemein mit Leberkrankheiten, andere haben sich auf Einzelkrankheiten spezialisiert – von Hepatitis C über Hämochromatose bis hin zur Lebertransplantation. Über diese Gruppen gibt es für Leberkranke und ihre Angehörigen zum Beispiel aktuelle Informationen zu Lebererkrankungen und ihrer Therapie, regelmäßige Gesprächskreise und vieles mehr. Dabei profitieren die Assoziierten Selbsthilfegruppen von der gebündelten Kompetenz der Deutschen Leberstiftung.

Eine aktuelle Übersicht der Assoziierten Selbsthilfegruppen finden Sie auf der Website www.deutsche-leberstiftung.de. Dort finden Sie auch eine Übersicht der assoziierten Kliniken, Ärzte und Apotheker der Leberstiftung. Das hilft Ihnen bei der Suche nach einem kompetenten Ansprechpartner vor Ort.

Informationsmaterial

Die Faltblätter und Broschüren der Deutschen Leberstiftung können auf der Website heruntergeladen oder in der Geschäftsstelle bestellt werden.

Deutsche Leberstiftung
Carl-Neuberg-Straße 1
30625 Hannover
info@deutsche-leberstiftung.de

Telefonsprechstunde

Die Telefonsprechstunde ist von Dienstag bis Donnerstag zwischen 14:00 und 16:00 Uhr besetzt. Sie erreichen die Ärzte unter 01805/450060 (0,14 €/Min).

Website

Es lohnt sich immer ein Besuch der Website www.deutsche-leberstiftung.de.

Dort finden Sie eine Fülle von Informationen zu vielen Aspekten rund um das Thema Leber und Lebererkrankungen. Die Website wird ständig aktualisiert und erweitert.

Hilfe bei seltenen Lebererkrankungen

Speziell zur Information über seltene Lebererkrankungen empfehlen wir die folgenden Websites:

www.ACHSE-online.de: Die Allianz CHronischer Seltener Erkrankungen ist ein Netzwerk aus Betroffenen, Freunden, Förderern, Ärzten und Beratern. Eva Luise Köhler ist seit 2005 Schirmherrin der ACHSE.

www.EURORDIS.org: EURORDIS ist eine nicht-staatliche Allianz von 716 Patienten-Organisationen aus 63 Ländern und gibt 30 Millionen Patienten mit seltenen Krankheiten in Europa eine Stimme.

www.NAMSE.de: Das Nationale Aktionsbündnis für Menschen mit seltenen Erkrankungen (NAMSE) ist ein Koordinierungs- und Kommunikationsgremium mit dem Ziel einer besseren Versorgungsqualität. Dazu bündelt es Initiativen und vernetzt Forscher, Ärzte und Patienten.

www.orpha.net: Orphanet ist ein Portal für Informationen über seltene Krankheiten und „Orphan Drugs“. Ziel ist es, Diagnose, Versorgung und Behandlung von Patienten mit seltenen Krankheiten zu verbessern.

In diesem Bereich sind außerdem die folgenden Patientenorganisationen aktiv:

Deutsche Leberhilfe e.V.:
www.leberhilfe.org

Hämochromatose-Vereinigung Deutschland e.V. (HVD):
www.haemochromatose.org

Morbus Wilson e. V.:
www.morbus-wilson.de

Gaucher Gesellschaft Deutschland e. V.:
www.ggd-ev.de

Gesellschaft für Alpha-1-Antitrypsin-Mangel Erkrankte e.V.: www.alpha1-deutschland.org

Gesellschaft für Mukopolysaccharidosen e. V.: www.mps-ev.de

Niemann-Pick Selbsthilfegruppe Deutschland e. V.: www.niemann-pick.de

Selbsthilfegruppe Akute Porphyrie e.V.:
www.akuteporphyrie.de

Danksagung

Die Autoren bedanken sich für die Unterstützung bei:
Melanie Bathon, Hannover
Sam Dashti, Hannover
Martin Franck, Hannover
Sophia Heinrich, Hannover
Theresa Kirchner, Hannover
Young-Seon E. Mederacke, Wiesbaden
Simon Mrowietz, Hannover
Ulrike Protzer, München
Christoph Sarrazin, Wiesbaden
Peter Schirmacher, Heidelberg
Tammo L. Tergast, Hannover
Franz-Josef Vonnahme, Hameln

Register

In drei Schritten vom Krisenmodus zurück zu mehr Mut und Optimismus

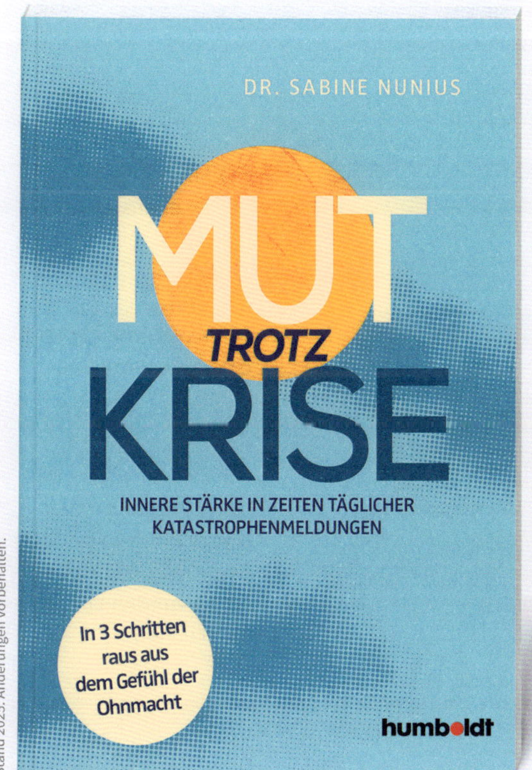

Stand 2025. Änderungen vorbehalten.

- Der Ratgeber zeigt einen gesunden Mittelweg zwischen Vogelstrauß-Taktik und permanenter Katastrophenstimmung
- Impulse, Übungen und Techniken zu Themen wie Medienkonsum, Mindset und Entspannungsinseln
- Für alle, die sich trotz weltweiter Krisen (Pandemie, Kriege, Klimawandel etc.) wieder Optimismus, Mut und Lebensfreude wünschen

Dr. Sabine Nunius

Mut trotz Krise

192 Seiten
14,5 x 21,5 cm, Softcover
ISBN 978-3-8426-4277-5
€ 22,00 [D] · € 22,70 [A]

Der Ratgeber ist auch als eBook erhältlich.

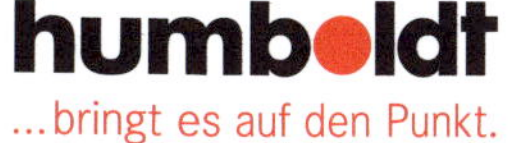

...bringt es auf den Punkt.

Bibliografische Information der Deutschen Nationalbibliothek
Die Deutsche Nationalbibliothek verzeichnet diese Publikation in der Deutschen Nationalbibliografie; detaillierte bibliografische Daten sind im Internet über http://dnb.ddb.de abrufbar.

ISBN 978-3-8426-3043-7 (Print)
ISBN 978-3-8426-3044-4 (PDF)
ISBN 978-3-8426-3045-1 (EPUB)

Abbildungen:
Umschlagfoto: Shutterstock – RomarioIen
Seite 8, 13, 14, 15, 20, 24, 30, 49, 63, 100, 108, 124, 188 (unten): Deutsche Leberstiftung, gezeichnet von 123comics; Seite 10, 12, 18, 21, 23, 28, 26, 33, 35 (unten), 38, 55, 56, 60, 69, 71, 74, 78, 80, 101, 102, 114, 115, 117, 129, 131, 133, 185, 189: Deutsche Leberstiftung; Seite 11, 44, 54, 102: Franz-Josef Vonnahme, Hameln; Seite 35 (oben): Jochen Wedemeyer, Gehrden; Seite 46: Torsten Voigtländer, Hannover; Seite 47 (erstes von links): Heiner Wedemeyer, Hannover; Seite 47 (zweites von links): Benjamin Maasoumy, Hannover; Seite 47 (drittes von links): Matthias Bahr, Lübeck; Seite 58: Tim Lankisch, Hannover; Seite 99: Andrej Potthoff, Hannover; Seite 121: Thomas Peters, Basel

5., aktualisierte und erweiterte Auflage

Die Ratgebermarke der Schlütersche Fachmedien GmbH
Hans-Böckler-Allee 7, 30173 Hannover
www.humboldt.de
www.schluetersche.de

Aus Gründen der besseren Lesbarkeit wurde in diesem Buch die männliche Form gewählt, nichtsdestoweniger beziehen sich Personenbezeichnungen gleichermaßen auf Angehörige des männlichen und weiblichen Geschlechts sowie auf Menschen, die sich keinem Geschlecht zugehörig fühlen.
Autoren und Verlag haben dieses Buch sorgfältig erstellt und geprüft. Für eventuelle Fehler kann dennoch keine Gewähr übernommen werden. Weder Autoren noch Verlag können für eventuelle Nachteile oder Schäden, die aus in diesem Buch vorgestellten Erfahrungen, Meinungen, Studien, Therapien, Medikamenten, Methoden und praktischen Hinweisen resultieren, eine Haftung übernehmen. Insgesamt bieten alle vorgestellten Inhalte und Anregungen keinen Ersatz für eine medizinische Beratung, Betreuung und Behandlung.

Lektorat: Dagmar Fernholz, Köln
Layout: Groothuis, Lohfert, Consorten, Hamburg
Covergestaltung: Kerker + Baum Büro für Gestaltung, Hannover
Satz: Die Feder · Werbeagentur GmbH, Wetzlar
Druck und Bindung: Gutenberg Beuys Feindruckerei GmbH, Langenhagen

Gedruckt mit mineralölfrei hergestellten Druckfarben und Strom aus erneuerbaren Energien. Die eingesetzten Klebe- und Bindestoffe entsprechen den derzeitigen Umweltstandards, die vom RAL Institut für Gütesicherung und Kennzeichnung geprüft wurden. Die Druckplattenentwicklung erfolgte mit reduziertem Einsatz von Chemikalien.